치과 Dental chair-side manual
체어 사이드 매뉴얼

전신질환이 있는 환자가 내원하면

전신 질환자는 이렇게 진료 한다

내과의 감수

저자 **와다 다케시 (和田 健)**
와카야마현립 (和歌山県立) 의과대학 치과 구강외과

감수 **오카다 사다무 (岡田 定)**
세이로카 (聖路加) 국제병원 혈액내과

번역 **군자출판사 (주)** 편집부

한국어판 감수 **서봉직 교수**
전북대학교 치과병원 구강내과

치과 체어 사이드 매뉴얼

전신질환자는 이렇게 진료한다

첫째판 1쇄 인쇄 / 2019년 1월 1일

지 은 이 / 와다 다케시
한국어판 감수 / 서봉직
발 행 인 / 장주연
출 판 기 획 / 한인수
편집디자인 / 최윤경
표지디자인 / 김재욱
발 행 처 / 군자출판사
등   록 / 제4-139호(1991. 6. 24)

본   사 / (10881) 경기도 파주시 회동길 338(서패동 474-1) 군자출판사 빌딩
대 표 번 호 / (031)943-1888 팩스 (031) 955-9545
홈 페 이 지 / www.koonja.co.kr

ISBN 979-11-5955-390-5

정가 30,000원

감수의 글

치과의사는 구강 및 안면의 질환과 기능이상을 예방하고 진료하여 환자의 건강을 유지하고 관리하는 의료인입니다. 도움이 되는 치과의사가 되기 위해서는 단지 질환 자체 뿐 아니라, 고통받는 환자에게도 관심의 폭을 넓혀야 합니다. 포괄적 치과진료를 위해서는 전신질환과 구강·안면질환의 관련성에 대한 이해를 중심으로, 전신질환과 관련된 구강안면 증상 및 징후에 대한 진단능력을 배양해야 합니다. 그리고 전신질환자에서 안전하게 진료할 수 있는 방법, 부작용 발생 시 대처법 및 의과와의 자문과 협진에 대하여 잘 알고 있어야 할 것입니다.

『치과 체어 사이드 매뉴얼 ― 전신질환자는 이렇게 진료한다』는 현직 일본 치과개원의 선생이 오랫동안 현장의 임상 경험을 통하여 획득한 지식과 술기를 내과의사의 감수를 통하여 전문성을 보강하였고, 진료실에서 한 눈에 볼 수 있도록 매뉴얼 방식으로 편찬한 것입니다.

비록 의료환경과 사용 약제의 차이가 있을 수 있지만, 이 책이 임상진료에 또 하나의 참고도서로서 도움이 되길 바랍니다.

2018년 12월
전북대학교 치과병원 구강내과 **서 봉 직** 교수

●저 자

　와다 다케시 (和田 健)　　　와카야마현립 (和歌山県立) 의과대학 치과구강외과

●감 수

　오카다 사다무 (岡田 定)　　　세이로카 (聖路加) 국제병원 혈액내과

Title of the original Japanese language edition:
Dental Chairside Manual
Dentistry for patients with underlying disease
How-to book for dental clinics
Editors : Takeshi Wada and Sadamu Okada
©Ishiyaku Publishers, Inc.
TOKYO, JAPAN, 2016.

머리말

급격하게 고령화되고 의료형태가 변하면서, 일반치과의원에서 수진하는 환자가 다양화되어, 치과치료 시에 고려해야 할 사항도 많아지고 있습니다. 치과와 의과의 적절한 협진에 의해서, 환자의 전신상태나 치료력을 정확히 파악하여 대응하는 것이 요구됩니다. 그러기 위해서는 필요한 진료정보를 얻기 위한 의학적 기초지식의 습득이 매우 중요합니다. 그렇게 함으로써, 치과치료 시의 위험평가를 할 수 있게 되고, 본의원에서 치료가 가능한지, 병원치과에 의뢰해야 하는지를 판단하게 됩니다. 결과적으로 치료의 폭이 넓어짐과 동시에, 환자에게 안심과 신뢰를 주게 됩니다. 또 치과치료에 수반하는 스트레스가 전신질환을 악화시키거나, 병태에 따라서는 국소마취제나 약제의 사용이 제한(금기도 있다)되는 경우도 있어서, 위험관리의 관점에서도 중요하다고 생각합니다.

이 책에서는 일상적인 치과진료에서 겪게 되는 장면을 상정하여, 항목마다 일정한 기준을 마련하고, 어떻게 대처해야 하는지에 대하여 간편하게 기재하고 있습니다. 또 문진이나 의과 주치의에 대한 지문을 통하여 파악해야 할 사항을 '문진 포인트' 란에 열거하여, 환자의 상태를 정확히 파악할 수 있도록 하고 있습니다. 치과를 방문하는 환자는 대개 전신 기왕력과 치과치료가 관련이 없다고 생각하는 경우가 많아서, 다시 한 번 문진의 중요성을 강조하고자 합니다. 또 체어 사이드에서 즉시 사용할 수 있도록 체재를 갖추는 노력을 하였습니다.

아직 미비한 점이 많아서 완성되었다고는 할 수 없지만, 체어 사이드에 상비하여, 일상진료에 도움이 된다면 다행이겠습니다.

마지막으로, 감수를 해 주신 세이로카(聖路加)국제병원 혈액내과 부장 오카다 사다무(岡田 定) 선생님 및 전문의의 입장에서 각 항목의 교열과 코멘트를 해 주신 세이로카국제병원의 각 선생님들, 그리고 개업 치과의의 입장에서 정확한 어드바이스를 해 주신 玉置 치과의원 원장 玉置敬一 선생님께 진심으로 경의를 표합니다. 또 이 책의 출판에 적극적으로 힘써 주신 의치약출판사 편집부에 깊은 감사를 드립니다.

2016년 7월

와카야마현립의과대학 치과구강외과 **와다 타케시(和田 健)**

Contents

■ 세이로카(聖路加)국제병원 전문의로서 조언을 해주신 분 (집필순)

岡田 定　　　 (혈액내과)

津田 篤太郎　 (류마티스 교원병센터)

水野 篤　　　 (심혈관센터)

西畑 庸介　　 (심혈관센터)

山田 宇以　　 (리에종센터)

能登 洋　　　 (내분비대사과)

木村 哲也　　 (신경내과)

樋田 一英　　 (여성종합진료부)

仁多 寅彦　　 (호흡기센터)

中村 健二　　 (소화기내과)

瀧 史香　　　 (신장내과)

新井 達　　　 (피부과)

河守 次郎　　 (방사선종양과)

平田 倫生　　 (소아과)

■ 개업의로서 의견을 주신 분

玉置 敬一　　 (玉置치과의원/와카야마시 개업)

이 책을 적절하게 활용하기 위해서

❶ 문진표에서 기왕력을 확실히 하고, 각론의 각 질환 환자 및 각 약제사용 환자의 '문진 포인트'를 참고로, 필요사항에 관하여 **상세한 정보를 수집**한다. 수집한 정보는 반드시 **진료기록부에 기재**한다. 불분명한 점이 있으면, 반드시 **주치의에게 자문**을 구한다.

❷ 정보 수집 후, 각 질환항목에 기재되어 있는 내용을 확인하고 분석하여, **치과치료의 위험평가**를 한다.

❸ 각 질환항목의 '치과치료에서 유의해야 할 사항'을 확인하고, **본 의원에서 치료할 것인지, 전문병원 치과에 의뢰할 것인지를 결정**한다.

❹ 다양한 약제지식이 필요하다. 이 책에서는 대표적인 상품명을 기재하였다. 제네릭 의약품을 포함하여, 환자가 복용하는 약제에 관해서 불분명한 점은 반드시 그 작용이나 부작용에 관해서 명확히 해 두어야 한다. 약제 확인을 위해서 최신판 책을 갖추어야 한다.

총 론

I 문 진

문진이란 문진표(**그림 1**)에 기재된 항목을 읽어 보고, 그것에 근거하여 상세한 병력을 청취하는 것이다. 치과의원을 내원하는 환자는 대개 전신질환과 치과치료가 관련없다고 생각하고 있다. 그러나 주소(主訴), 현병력, 기왕력, 가족력, 생활력 등 문진을 통하여 진단에 도움이 되는 내용, 필요한 여러 검사의 단서, 전신질환과 주소의 관계, 전신질환의 치과치료에 대한 영향 등이 확실해진다. 각 질환과 사용하는 약제에 따라서, 알아야 할 내용이 다르므로, 각론의 각 항목에 있는 '문진의 포인트'를 참고하면 된다.

주 소

• 환자가 강하게 호소하는 증상을 환자 자신의 표현으로 충실하게 기재

현병력

• 어떤 증상이 언제 시작되었는가?
• 그 증상이 시간에 따라 어떻게 변화했는가?
• 받고 있는 치료의 효과와 부작용

기왕력

• 중증질환, 큰 수술, 큰 상해와 그 치료력
• 알레르기질환, 약물이나 음식 알레르기력
• 출혈성 소인
• 수혈력, 치과마취력
• 사용약제(내복, 주사)

		년　　　월　　　일
성　명	생년월일	년　　월　　일생
	연령　　　세	성별 (남 · 여)
주　소	전화번호　　자택	
	휴대전화	

① 오늘은 어떻게 지내셨습니까?
　(　　　　　　　　　　　　　　　　　　　　　　　　　　)
② 지금까지 걸렸던 병이 있습니까?
　• 없다
　• 있다 (○표시를 해 주십시오)
　　심장병 • 고혈압 • 당뇨병 • 골다공증 • 치매 (인지증) • 호흡기질환 • 간장병
　　• 신장병 • 갑상선질환 • 간질 • 파킨슨병 • 교원병 (류마티스관절염 • 기타)
　　• 위장병 • 뇌혈관장애(뇌경색 • 뇌출혈) • 정신질환 • 혈액질환(빈혈 • 백혈병 •
　　기타)
　　피부병 (아토피성피부염 • 기타　　　　　　　) • 천식 • 악성종양(　　　　　)
　　소아질환 (선천성심기형 • 가와사키병(川崎病) • 기타　　　　　　　　　　)
　　기타 (　　　　　　　　　　　　　　　　　　　　　　　　　　　　　　　)
　　큰 수술 (　　　　　　　　　　　　　) 큰 상해 (　　　　　　　　　　　　)
③ 현재 다른 병원에서 치료받고 있습니까?　치료받고 있지 않다 • 치료받고 있다
④ 현재 복용하고 있는 약이 있습니까?
　• 없다 • 있다 (약명 :　　　　　　　　　　　　　　　　　　　　　　　　)
⑤ 약수첩을 가지고 있습니까?　　　　　• 없다　　　　　• 있다
⑥ 알레르기가 있습니까?　　　　　　　• 없다　　　　　• 있다 (　　　　　)
⑦ 피가 잘 멈추지 않는다는 말을 들은 적이 있습니까?　　• 없다　　• 있다
⑧ 치과마취를 받은 적이 있습니까?
　• 없다 • 있다 (그 당시의 이상 유무 : 없었다　있었다)
⑨ 담배를 피웁니까?
　• 피우지 않는다
　• 피운다 (하루에 몇 대 정도 피웁니까? 대/일, 몇 년간 피우고 있습니까? 년간)
⑩ 술은 마십니까?
　• 마시지 않는다
　• 마신다 (1. 가끔　　　　2. 매일 (무엇을 어느 정도 마십니까?　　　　)
⑪ (여성만) 임신 가능성이 있습니까? • 없다　　　• 있다
　　　　　　수유 중입니까?　　　　　　• 아니요　　• 예
⑫ 본원에서의 치과치료에 관해 희망사항이 있으면 적어주십시오.

그림1 문진표 (예)

가족력

- 동거 가족의 건강상태
- 부모 · 형제(자매)의 주요질환

사회력 · 생활력

- 학력, 직업, 종교, 가정상황, 기호, 취미, 하루를 지내는 법 등
- 여성은 임신 · 수유에 관해서

■ 참고문헌
1) 宮崎正 감수 : 구강외과학 제2판. 의치약출판, 도쿄, 2000.
2) 田村康二 : 진찰법. 금원출판, 도쿄, 1993.

Ⅱ 관찰(시진)로 알게 되는 것

의료종사자는 좋은 인간관계를 맺지 않으면 안 된다. 진찰실로의 이동, 자세, 태도, 안모, 동작, 몸차림 등에서 많은 정보를 얻을 수가 있다.

보행 (표1)

▶ 진찰실로 들어오는 자세를 관찰하여 추측할 수 있는 질환은 무엇인가?
▶ 넘어지는 것 등을 예방하기 위해서 보조가 필요한가?

자 세

▶ 척주나 척추 이상이 없는가?
▶ 머리의 위치나 의자 등판의 각도를 배려
▶ 후만증이나 경추증의 가능성을 추측한다.

표1 보행에서 추측할 수 있는 질병

보행의 종류	내 용	추측할 수 있는 질병
파킨슨 보행	신체를 가볍게 앞으로 기울이고, 종종걸음보행을 하며, 팔의 휘두름도 작아진다. 움츠린 다리(첫 발을 내딛기가 어렵다)나 돌진현상이 나타난다.	파킨슨병, 파킨슨증후군
불수의운동 보행	여러 가지 불수의운동을 수반하는 보행	항파킨슨병제의 부작용, 헌팅턴병
계보(鷄步) 보행	유각기(遊脚期, swing phase)에 고관절, 슬관절을 굴곡하고, 가능한 발을 들어올려서, 발뒤꿈치보다 먼저 발가락이 닿는 보행	다발신경염 등
동요성 보행	몸을 좌우로 흔들면서 걷는다.	근위축증 등
종종걸음 보행	보폭이 작아서, 앞으로 내딛은 한쪽 발뒤꿈치가 반대 발의 발끝보다 뒤에 있는 보행	다발성 뇌경색 등

| 척수성
간헐성 파행 | 통증이나 마비 때문에, 쉬면서 간헐적으로 보행 | 추간판탈출증, 척추간협
착증, 척수종양 등 |
| 경성 보행 | 하지가 떨리면서 발끝을 질질 끄는 듯한 보행 | 편마비(뇌혈관장애) |

표2 안면에서 추측할 수 있는 질병

상　태	추측할 수 있는 질병
모세혈관 확장	간질환
안면 창백	빈혈, 혈압저하, 쇼크 등
황　달	간·담도계질환
청색증	심혈관계질환, 호흡기계질환 등
보름달 모양의 안모	스테로이드의 장기투여, 쿠싱증후군
부　종	심부전, 네프로제증후군 등
무욕성(無欲性)	우울증
표정 없는 얼굴	파킨슨병
이상한 웃음	정신질환
운동이상증	추체외로질환, 약제의 부작용 등

안면 (표2)

▶안면피부의 변화나 표정에서 추측할 수 있는 질환이나 병태는 없는가?

동작·제스처

▶타인의 시각에 호소하는 모든 동작, 즉 몸으로 표현하고 있는 언어이다
▶통증이나 고통을 추측하는 지표가 된다

몸차림

▶환자의 내면과 사회적 지위, 경제상태 및 기호, 그것을 이용하는 의도를 나
타내고 있다.

■ 참고문헌

1) 田村康二 : 진찰법. 금원출판, 도쿄, 1993.

Ⅲ 　일상진료에서 확인해야 할 포인트

기왕력이나 복용력, 알레르기력 확인

문진표나 초진 시의 문진 진료기록만으로는 매일 내원하는 많은 환자의 데이터를 모두 기억하는 데에 무리가 있다. 진료기록을 봤을 때, 한 눈에 기왕력, 알레르기력, 환자의 특징 등을 알 수 있도록 정리해 두면 편리하다. 예를 들어 환자마다 투명파일을 준비하여, 진료기록, 문진표, 그 밖의 환자정보를 파일링하면서, 파일표면에 항목마다 작은 스티커를 붙여 둔다. 예를 들어, 알레르기, 심근경색 기왕, BP 제제 복용 중, 신경질, 체위 주의 등이다(그림2).

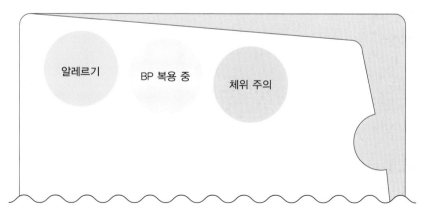

그림 2　파일에 대한 연구

7

그 날의 몸 상태 확인

내원 시에 환자를 관찰하여 알게 되는 정보를 추가하고, 기왕력을 근거로 환자의 몸 상태를 확인하면서, 그 날의 치료 내용을 결정한다.

기왕증에 관한 최근의 데이터 체크 (혈액검사 등)

치과치료 시 최근의 데이터가 중요한 경우에는 이를 반드시 확인한다. 예를 들어 당뇨병에서 HbA1c 수치 (참조 당뇨병 환자의 항 p.90), 와파린 복용 환자의 PT-INR 수치 (참조 항응고제, 항혈소판제 사용 환자의 항 p.30~) 등이다.

사용약제의 변경 확인

- 예를 들어 골다공증에 대한 내복 BP제제에서 피하주사 분자표적치료제로의 변경
- 약 수첩만으로는 주사제(항암제나 분자표적치료제)를 간과할 위험이 있다.

Ⅳ 의뢰서 쓰는 법

　　병상의 상세한 내용, 처방약제의 검사결과를 자문함과 동시에, 치과적 처치의 가부 판단을 요청하는 경우가 있는데, 반드시 치과에서 하는 치료의 개요를 기재해 둔다(표3, 그림 3~4).

표3 기재가 필요한 치과치료의 내용

① 환자의 스트레스 반응을 가미한 치과치료에서의 스트레스 강도
② 치과치료에 걸리는 대강의 소요시간
③ 에피네프린을 포함한 치과용 국소마취제의 사용 유무 및 사용량
④ 출혈을 수반하는 처치를 할 것인지의 여부
⑤ 예상되는 사용약

항상 도움을 주셔서 감사합니다.
●●님은 치주병 치료를 위해 본원에서 진찰을 받았는데, 여러 대의 간단한 발치가 필요하며, 그 후 보존적인 치주병 관리를 할 예정입니다. 외과적 처치 시에는 항균제를 투여할 예정입니다.
당뇨병 때문에 귀의원에서 진료 중이라고 들었습니다. 바쁘신 중에 죄송하지만, 치료내용, 조절 상태, 검사수치, 합병증, 저혈당발작의 가능성 등에 관하여 자료를 보내주시면 감사하겠습니다. 잘 부탁드립니다.

그림3 병상에 관한 자문의뢰서

늘 신세를 지고 있습니다.
위의 ●●님은 의치 부적합 때문에, 새로 제작을 희망하여 내원하셨는데, 잔근치를 다수 확인하여, 앞으로 병소 감염의 위험이 있어서 발치 적응이라고 생각하고 있습니다. 발치 시에는 마취 시의 동통 등을 가미하면, 중등도의 스트레스가 있으리라 생각합니다. 소요시간은 20분 정도이며, 마취는 가능한 에피네프린 함유 키시로카인 1대 정도(1.8 mL, 에피네프린 22.5 µg)를 사용하려고 합니다. 소량의 출혈을 수반하지만, 국소지혈이 가능하리라 생각됩니다.
기왕력으로 심장판막증이 있어서, 귀의원에서 통원 중이라고 들었습니다. 바쁘신 중에 죄송하지만, 치료경과, 현재의 병태(특히, 심부전의 유무 및 그 정도), 복용약제, 혈액검사결과 등에 관해서, 또 외래에서 위의 발치술을 할 때의 위험평가에 관해서 알려주시면 감사하겠습니다. 그리고 감염성 심내막염의 발증 예방을 위한 항균제의 예방 투여는 본원에서 하겠습니다. 잘 부탁드립니다.

그림4 병상 및 치과치료의 가능 여부에 관한 자문의뢰서

V 긴급 시의 대응

1 쇼크 시의 대응에 필요한 약제와 치료

이것이 포인트

❶ 문진으로 알레르기의 유무를 확인한다. 치과용 국소마취제에 의한 알레르기, 라텍스알레르기 등

❷ 아나필락시스 쇼크와 다른 쇼크를 신속히 감별해야 한다(표4). 치과 치료 중에 문제가 되는 것은 주로 신경원성 쇼크(덴탈 쇼크)와 아나필락시스·쇼크이며, 그 밖에 심원성 쇼크가 문제가 되지만, NYHA Ⅲ도 이상의 환자 치료는 종합병원 치과에 의뢰해야 한다(참조 심부전 환자의 항 p.46~).

❸ 보액이나 약제 투여 루트를 확보하기 위한 물품이나 약제를 항상 준비해 두고 혈관확보의 수기에 숙련되어야 한다.

❹ 호흡관리를 충분히 할 수 없는 의료시설에서는 가능한 대처를 하면서, 대응 가능한 시설로 신속히 이송한다. 아나필락시스 쇼크라고 판단한 경우에 처음 해야 할 일은 구급차의 요청이다.

❺ 아나필락시스에서는 전신성 두드러기와 후두부종, 천명, 설사·복통 등의 증상이 있으며, 덴탈 쇼크와 가장 큰 차이는 호흡장애의 유무이다. 또 아나필락시스 쇼크에서는 2봉성 경과를 밟는 경우가 종종 보이므로 주의해야 한다. 경증이라고 판단한 경우라도 8시간 정도의 경과 관찰이 필요하다.

❻ 에피펜®은 에피네프린제제로 누구라도 간단·신속하게 사용할 수 있도록 개발된 긴급주사용 키트이다.

현재 0.15 mg(체중 15 kg 이상, 30 kg 미만용), 0.3 mg(체중 30 kg 이상용)제제가 개발되어 있다. 아나필락시스 쇼크라고 판단한 경우, 대퇴부 등에 근육주사(筋注)한다.

❼ 아트로핀®주 시린지(유산아트로핀)는 유산아트로핀 0.5 mg가 봉입되어 있다. 덴탈 쇼크가 천연될 때에 사용한다. 정주, 근육주사 모두 가능하다.

❽ 아트로핀®주 시린지, 에피펜®은 치과진료실에 상비해 두고 싶은 약제이다.

❾ 덴탈 쇼크는 충분한 의사소통에 의한 정신적 스트레스(불안, 긴장, 공포감)의 경감과 무통처치로 예방이 가능하다.

아나필락시스의 증상과 대응

• 수액요법 : 정맥루트를 확보하여, 생리식염수나 링거액 등 20 mL/kg/시간 정도로 시작하고, 필요한 약제(표5) 사용에 대비한다.

• 필요하면 산소를 투여한다.

표4 쇼크의 분류

분 류	병 태
혈액분포 이상성 쇼크	패혈증성 쇼크, 아나필락시스 쇼크 신경원성 쇼크 (덴탈 쇼크 포함)
순환혈액량 감소성 쇼크	출혈성 쇼크, 체액 상실 (탈수, 열상)
심원성 쇼크 (심근성)	심근경색, 심근증, 심근염
심원성 쇼크 (기계성)	승모판폐쇄부전(mitral insufficiency), 심실류, 심실중격결손, 대동맥판협착증
심원성 쇼크 (부정맥)	각종 부정맥
폐색성 쇼크	심낭압전(cardiactemponade), 수축성 심막염, 광범위폐색전, 긴장성 기흉

표5 필요한 약제

▶ 수액제
▶ 아드레날린®주 0.1%액 (에피네프린) 또는 에피펜®
▶ 솔루·코테프® (히드로코르티손)
▶ 폴라민® (마레인산 크롤페니라민)
▶ 네오필린® (아미노필린)
▶ 이노반® (도파민)

》》경 증

- 혈압저하를 확인할 수 없다, 의식청명
- 기준이 되는 징후 : 오심 · 구토, 재채기, 가려움증, 두드러기

대 응

- 일반치과의원에서는 에피펜®을 사용하는 것이 제1선택이다.
❶ 항히스타민제 투여 : 폴라민®주 1A (5 mg) 정맥주사
❷ 스테로이드제 투여 : 솔루 · 코테프® 1V (100 mg)~5V (500 mg) 정맥주사

❶❷로도 증상이 개선되지 않을 때의 대응

❸ 아드레날린®주 0.1% 시린지 1 mg을 0.2 mg~0.5 mg 피하주사 또는 근육
내주사. 또는 0.25 mg의 10배 희석액을 천천히 정맥주사
❹ 효과가 불충분한 경우는 5~15분마다 추가 투여

》》중등증∼중증

● 중등증 : 혈압저하를 확인하지만 의식소실이 없거나 경도의 기도폐색증상
- 기준이 되는 징후 : 수축기압 70~80 mmHg의 혈압저하. 안면 창백, 발한,
식은땀, 구토, 호흡곤란, 안면 · 성문부종, 기관지연축, 해수, 천명
● 중증 : 의식저하 · 소실과 고도의 기관폐색을 수반하는 병태
- 기준이 되는 징후 : 혈압측정 불능. 맥박 미약, 부정맥, 경련, 고도의 천명,
포말상 객담, 사지 창백, 청색증, 심폐정지

- 구급차를 요청한다.
- 일반치과의원에서는 에피펜®을 사용하는 것이 제1선택이다.
❶ 아드레날린®주 0.1% 시린지 1 mg 투여
- ●성인의 경우
- 아드레날린®주 0.1% 시린지 1 mg을 0.2~1.0 mg을 피하주사 또는 근육주사
- 아드레날린®주 0.1% 시린지 1 mg의 0.25 mg 10 배 희석액을 천천히 정맥주사
  - → 효과가 불충분한 경우는 5~15분마다 추가 투여한다.
- ●소아의 경우
- 아드레날린®주 0.1% 시린지 1 mg의 0.01 mg/kg (최대 0.3 mg) 피하주사
- 아드레날린®주 0.1% 시린지 1 mg의 0.01 mg/kg 10 배 희석액을 천천히 정맥주사
  - → 효과가 불충분한 경우는 5~15분마다 추가 투여한다.
❷ 수액 : 생리식염수 등 20 mL/kg/hr 정도로 개시. 심부전 등의 경우는 적절히 감량한다.
❸ 산소 투여 및 기도 확보
  a. 고농도(60% 이상)의 산소를 투여한다.
  b. 효과가 불충분한 경우는 기관내 삽관을 하여, 100% 산소의 인공호흡으로 교체한다. 후두부종이 심하여 기관내 삽관이 불가능한 경우는 윤상갑상절개를 한다.
  c. 기도협착에는 네오피린® 250 mg을 5% 포도당 20 mL로 희석하여, 10~20분에 정맥주사한다.
❹ 순환관리 : 혈압저하가 천연될 때는 이노판® 5~15 μg/kg/min.으로 점적 정맥주사한다.
❺ 스테로이드제 투여 : 솔루 · 코테프® 500~1000 mg를 점적 정맥주사한다.
❻ 항히스타민제 투여 : 폴라라민® 주 5 mg를 정맥주사한다.

덴탈 쇼크의 증상과 대응

치과치료 중에 일어나는 전신 우발증의 80~90%를 차지하지만, 엄밀한 의미에서 쇼크는 아니다. 일명 혈관미주신경반사라고도 한다. 치과치료 중 정신적 스트레스(불안, 긴장, 공포감 등)나 육체적 스트레스(동통 등) 때문에 교감신경이 과긴장된다. 이때 부교감신경이 작용하여 정상으로 되돌리려고 하지만, 이 작용이 과잉이 되면, 혈압저하나 서맥을 일으킨다. 한편 구강을 자극하는 동통은 구강영역의 미주신경을 직접 자극한다. 서맥과 혈압저하가 특징적인 증상이며, 그 밖에 안면 창백, 기분 불량, 구역질, 식은땀 등의 증상이 있다. 의식소실을 수반하기도 하지만 일과성이며, 불가역성 쇼크로 이행되는 경우는 드물다.

필요한 약제

❶ 아트로핀®주 시린지 (유산아트로핀)
❷ 수액제

대 응

❶ 구강 내에 있는 치료를 위한 물품(러버댐, 크램프)이나 롤면 등을 제거한다.
❷ 쇼크 체위(수평위에서 양 하지를 30~40° 거상)를 취한다.
❸ 산소흡입(4~6 L/분)을 시작한다.

❶~❸을 해도 증상이 지속되는 경우

❹ 아트로핀®주 시린지를 근육주사(정맥주사)한다.
❺ 수액 : 유산링거액 등 20 mL/kg/hr 정도에서 시작. 혈압의 변화를 보면서 적절히 증감한다.

아나필락시스스의 메커니즘

IgE가 비만세포나 호염기구에 결합하고, 거기에 항원이 결합하면 히스타민이나 세로트닌 등의 생리활성물질이 방출된다. 이것에 의해, 혈관 확장이나 혈관 투과성 항진이 일어나서, 부종, 가려움증 등의 증상이 나타난다. 이 반응은 항원이 체내로 들어가면 즉시 일어나므로 즉시형 과민반응이라고 한다. 두드러기, 음식알레르기, 꽃가루증, 기관지천식, 아토피성 피부염 등은 이 메커니즘으로 발증한다.

이 반응이 극심하여, 전신성인 것을 아나필락시스라고 하며, 더욱 급격한 혈압저하로 쇼크상태를 나타내는 것을 아나필락시스 쇼크라고 한다.

아나필락시스 증상에는 전신성 두드러기와 후두부종, 천명, 쇼크, 설사·복통 등이 주요 증상이다. 발생은 드물지만, 한 번 발증하면 증상이 중증이며, 진행도 빠르다. 아나필락시스 쇼크는 급성기 반응이 회복되어도 종종 2차 반응이 올 수 있으므로 경과 관찰(8시간, 중증인 경우에는 24시간)이 중요하다.

치과임상에 있어서 원인약제·물질에는 항균제, 소염진통제, 요드제제, 국소마취제(특히 첨가물), 근관치료제(FC나 페리오돈®), 글러브, 러버댐 시트 등을 들 수 있다.

■ 전문의로부터의 메시지

- 피의약 투여 후(또는 항원과의 접촉 후), 몇 분~몇 시간 이내에 두드러기 등의 피부증상, 호흡곤란이나 저산소혈증, 혈압저하나 의식장애, 구토나 복통, 설사 등의 소화관 증상이 출현한 경우, 아나필락시스를 의심하여 신속히 처치해야 한다.
- 일본알레르기학회에서 '아나필락시스 가이드라인'이 공개되어 있으므로 숙독한 후에 대책을 준비하는 것이 바람직하다 (http://www.jsaweb.jp/modules/journal/index.php?content_id=4).

■ 참고문헌

1) 小林国男 편, 일본구급의학회 감수 : 표준구급의학 제3판. 의학서원, 도쿄, 2001.
2) 항균제 투여와 관련된 아나필락시스 대책 가이드라인 (2004년판), 일본화학요법학회.
3) 岩医大歯誌 30 : 146-157, 2005.

2 이상출혈에 대한 대응

    구강점막은 음식이나 치아의 자극을 받기 쉽다. 또 치은염이나 치주병 등 염증 부위가 있다면 전신적인 출혈요인이 있을 때 최초의 출혈점이 되기 쉽다. 백혈병이나 ITP(특발성혈소판감소성자반병) 등을 발견하는 계기가 되기도 한다. 또 구강영역은 혈류가 풍부하여 외과처치 후 종종 출혈이 발생한다. 따라서 긴급지혈 처치를 어쩔 수 없이 하게 되는 기회도 많아서, 그 처치법에 정통해야 한다.

준비해야 할 것

❶ 혈압계
❷ 미오콜® 스프레이
❸ 봉합사

❹ 국소지혈제 (재)
❺ 치은압박용 거즈
❻ 지혈상(止血床)

구강내 자연출혈

    대부분의 경우에서 전신적인 요인이 있다. 급격한 혈압상승으로 인한 출혈이 많다.
❶ 혈압을 측정한다.
• 혈압 상승을 확인한 경우는 강압처치를 한다.
• 미오콜® 스프레이(니트로글리세린)를 1회(0.3 mg) 혀 아래에 분무하고, 경과(3분 정도)를 본 후 강압이 불충분하면, 다시 1회 분무를 추가한다.
❷ 에피네프린 함유 국소마취제를 사용하여, 출혈부위의 주위에 침윤마취를 한다. 대부분의 경우 출혈이 소강상태가 된다.
❸ 출혈점을 발견하고 국소지혈처치를 한다. 항혈전요법에 의한 출혈이면 대부분은 국소지혈처치로 대응이 가능하다.

❹ 출혈성 소인 검사를 반드시 한다. 다발성 구강내 출혈이나 점막하혈종이 보이면 지혈기전의 이상을 의심할 수 있다. 급성 백혈병(참조 백혈병 환자의 항 p.184~)이나 ITP(참조 특발성혈소판감소성자반병(ITP) 환자의 항 p.189~)가 의심스러운 경우는 긴급을 요하므로, 즉시 종합병원 치과에 의뢰한다.

■ 구강외과 처치 후 출혈

• 전신요인에 대한 문진이 충분하다면 출혈의 원인은 대부분 국소 요인에 있다.
• 수술에 수반하는 스트레스로 혈압이 상승하여 지혈이 어려워지는 경우가 있다.
❶ 혈압을 측정한다
• 혈압상승을 확인한 경우는 우선 강압처치를 한다.
• 미오콜Ⓡ 스프레이(니트로글리세린)를 1회(0.3 mg) 혀 아래에 분무하고, 경과(3분 정도)를 본 후에 강압이 불충분하면, 다시 1회 분무를 추가한다.
❷ 에피네프린 함유 국소마취제를 사용하고, 창상 주위에 약물이 누출되지 않는 부위를 자입점으로 침윤마취를 한다.
❸ 출혈이 소강된 곳에서 출혈점을 탐색한다. 동맥성인지, 정맥성인지, 뼈에서의 출혈인지, 연조직에서의 출혈인지 등을 확인하고, 지혈법을 결정하여 국소지혈을 한다. 국소지혈제(재), 봉합, 치은압박용 거즈, 지혈상(止血床) 등을 조합하여 대응한다(표6~7).

표6 지혈법

지혈법	비 고
압박지혈	출혈 부위를 거즈 등으로 압박하여 지혈
전기 응고 · 레이저 응고에 의한 지혈	
혈관의 결찰에 의한 지혈	출혈혈관을 특정할 수 있으면 혈관 자체를 겸자로 결찰
집속결찰에 의한 지혈	출혈혈관이 특정 불능 시에 주위조직을 포함하여 결찰
국소지혈제(재)에 의한 지혈 (표7)	
탐포나데에 의한 지혈	골결손이 큰 경우는 가제탐폰을 보충하여 지혈
봉합에 의한 지혈	발치 후 출혈이나 치은열구에서의 출혈인 경우, 치은협(순)설 봉합으로 지혈
치은압박용 거즈에 의한 지혈	서지컬 팩 등을 사용

지혈상(止血床)에 의한 지혈	
전신 지혈제의 병용	

표7 지혈제의 종류

지혈제	상품명 (일반명)
혈관강화제	아도나®, 타진® (카르바조크롬설폰산) S·아도크논® (아드레노크롬모노아미노구아니딘메실산) 오프타름 K® (카르바조크롬, 피토나디온, 비타민C) 배합
응고촉진제	레프티라제® (헤모코아글라제)
항선용제 (항플라스민제)	트란사민® (트라넥삼산)
국소지혈제(재)	트롬빈® (트롬빈) 써지셀® (산화셀룰로오스) 스폰젤®, 젤폼®, 젤필름® (젤라틴) 알도® (알긴산) 아비텐® (우진피미세섬유 콜라겐)

■ 참고문헌

1) THE NIPPON Dental Reveiew Vol.62 (8), 2002.
2) 浦部晶夫 외 : 오늘날의 치료제 2014 해설과 편람. 남강당, 도쿄, 2014.

각 론

제1장 각종 약제 사용 환자와 치과치료

1 BP제제, 항RANKL 모노클로널 (monoclonal)항체제제 사용 환자

이것이 포인트

❶ 전신 기왕력을 충분히 듣고, BP 제재, 항RANKL 모노클로널 항체제재 (표1)의 사용 유무를 간과하지 않도록 주의해야 한다. 특히 주사약은 환자자신도 충분히 파악하지 못하는 경우가 있다.

• 내복약 … 골다공증, 스테로이드제 복용환자, 골 파제트병(Paget's disease of bone)

• 주사약 … 다발성 골수종, 유방암, 전립선암, 폐암, 그 밖의 암, 골다공증

> ● 문진의 포인트
> ▶기초질환의 파악
> ▶BP제제・항RANKL 모노클로널 항체제제의 종류와 사용 시기, 사용 기간
> ▶스테로이드제 병용의 유무

❷ BP제제 및 항RANKL 모노클로널 항체제제 사용 환자에게는 잠재적 악골괴사 발증 위험이 있다는 설명을 충분히 하고, 환자의 이해를 구한다.

❸ 사용 BP제제 및 항RANKL 모노클로널 항체제제의 종류(경구제인지 주사약인지), 사용 시기, 기간을 정확히 파악한다. 경구제와 주사약의 차이가 현저하다는 것을 충분히 인식해야 한다.

❹ 구강내 검사로 치성 염증성 병변 유무를 체크한다. 그때, 이미 악골괴사가 발증해 있는지의 여부를 X-P소견도 가미하여, 정확히 판단한다.

⑤ 구강내 검사 결과를 근거로, 전신질환 주치의와의 충분한 정보교환이 중요하다. 투여개시 시기를 늦추는 것이 가능한지, 투약의 중단이 가능한지의 여부 등을 상담하는 것이 중요하다.

⑥ 치성 만성 염증성 병변의 급성 전화(轉化)는 골노출의 원인이 될 가능성이 높아서, 적절히 염증성 병변을 조절하는 것이 중요하다.

❼ 이미 악골괴사가 발증(표 2)한 환자에게는 전신질환을 치료하고 있는 주치의와 잘 상담한 후에 적절히 대처한다.

⑧ BP제제·항RANKL 모노클로널 항체제제 사용 환자의 QOL 저하를 최소화하기 위한 치과적 배려가 필요하다. 때로는 BP제제·항RANKL 모노클로널 항체제제 사용 중이라도 관혈적 처치(발치, 농양 절개 등)를 해야 하는 경우가 있다.

⑨ 치과치료의 필요성을 충분히 설명하여 informed·consent를 얻음과 동시에, 치과치료를 계기로 악골괴사가 발증하지 않도록 최대한 배려한다.

준비해야 할 것

❶ 5-0 봉합사
❷ No.15 메스
❸ 박리자
❹ 파골겸자
❺ 장기투여 가능한 항균제

치과치료에서 유의해야 할 사항

≫ 내복 BP제제 및 주사 BP제제 투여 치료를 앞둔 환자

- 구강내 검사 결과를 근거로, 악골괴사의 원인을 제거하고, 최선의 치과적 건강상태를 달성한다. 전신질환을 치료하는 주치의와 상담 후, 가능하다면 2~3개월간 투여시기를 늦춘다.
- 이 사이에 구강내의 염증 병소를 가능한 한 제거한다.

표1 국내에서 판매되고 있는 BP제제 및 항RANKL 모노클로널 항체제제

	상품명 (일반명)	용 도
주사제	아레디아®(파미드론산2나트륨수화물*)	· 악성종양에 의한 고칼슘혈증 · 유방암의 용골성 골 흡수
	테이로크®, 보나론® 정주용 (알렌드론산나트륨수화물)	악성종양에 의한 고칼슘혈증
	본비바® (이반드론산)	골다공증
	조메타® (조레드론산수화물)	· 악성종양에 의한 고칼슘혈증 · 다발성 골수종에 의한 골 병변
	란마크® (데노스맵)	· 고형암 골전이에 의한 골 병변 · 다발성 골수종에 의한 골 병변 · 골거세포종
	플라리아® (데노스맵)	골다공증
경구제	다이드로넬® (에티드론산2나트륨)	· 다음 상태에서의 초기 및 진행기의 이 소성 골화의 억제 · 척수 손상 후, 고관절 형성 후
	포사마크®, 보나론® 내복 (알렌드론산나트륨수화물)	· 골다공증
	악토넬®, 베네트® (리세드론산나트륨수화물**)	· 골다공증
	리칼본®, 보노테오® (미노드론산수화물)	· 골다공증

*, ** : 제네릭제제도 다수 있으므로 확인이 필요

표2 약제 관련 악골괴사의 병기분류

Stage	증 상
Stage 1	무증상으로 감염을 수반하지 않는 골노출, 골괴사
Stage 2	감염을 수반하는 골노출, 골괴사 동통, 발적을 수반한다. 배농이 있는 경우와 없는 경우가 있다.
Stage 3	동통, 감염을 수반하는 골노출, 골괴사로, 다음의 어느 하나를 수반하는 것 : 병적 골절, 외치루(external dental fistula), 하악 하연에 이르는 골 흡수와 괴사

- 주사용 BP제제 사용예정인 환자의 경우 가능하면, 큰 골융기, 임플란트 주
위염을 야기하고 있는 임플란트 본체도 제거해야 한다. 발치 등을 할 때에는
골예연(치조골의 예리한 가장자리)은 절제하고 발치창을 완전히 닫아(완전
폐창), 창상 치유를 촉진하고, BP제제 또는 항RANKL 모노클로널 항체제

제를 빨리 사용할 수 있도록 배려한다.

>> 내복 BP제제 복용력이 있는 환자

과거에 복용했던 병력이 있는 경우

■복용기간이 3년 이하인 경우 (악골괴사 발증 위험이 작다)

통상의 치과치료가 가능하다. 소외과처치 (보통 발치 해당)일 때는 감염예방에 힘쓴다.

■복용기간이 3년 이상인 경우 (악골괴사 발증 위험이 작지 않다)

• 3개월 이상의 복용 중단 기간을 확인한 후에 발치 등의 관혈처치를 포함한 치과치료를 하는 것이 바람직하다.

• 복용 중단 후 6개월~1년 경과하면 위험이 더욱 작아진다.

• 복용 중단 후 3개월이 경과하지 않아도 처치는 가능하다(표3).

① 소외과처치 (보통 발치 해당)

완전폐창과 감염예방이 필요.

② 급성증상 발현 시

치료상의 유익성이 위험성을 상회한다고 판단한 경우에, 적극적으로 절개 · 배농처치를 시행한다(단, 급성증상 발현 후에는 절개처치의 유무에 상관없이 악골괴사가 생길 가능성에 관해서 충분히 설명해야 한다).

현재 복용하고 있는 경우

■복용기간이 3년 이하인 경우 (악골괴사 발증의 위험이 작다)

• 가능하면 전신질환 치료 주치의와 상담하여 BP제제를 복용을 중단하고, 3개월 경과 후에 발치 등의 관혈처치를 포함한 치과치료를 하는 것이 바람직하다.

• 3개월간의 대기가 불가능한 경우라도 처치가 가능하다(표3).

• 외과처치 (보통 발치 해당) → 완전폐창과 감염예방이 바람직하다.

• 급성증상 발현 시 → 치료상의 유익성이 위험성을 상회한다고 판단한 경우에, 적극적으로 절개 · 배농처치를 시행한다(단, 급성증상 발현 후에는 절개처치의 유무에 상관없이 악골괴사가 생길 가능성에 관해서 충분히 설명해야 한다).

표3 BP제제 사용 중인 경우의 발치 프로토콜 (BP제제 사용을 중지하지 않는 경우)

① 수술 3일 전부터 프로목스® 300mg/일, 무코스타® 300mg/일을 예방 투여. 하치아즈레® 3포/일로 양치질 지시.
② 수술 당일 구강위생관리 후, 치과용 키시로카인® 마취하에서 통상대로 발치 시행(점막이 얇은 부위로의 마취 주입은 삼가한다).
③ 협측(순측)에 점막골막판을 만들고, 감장절개(減張切開 : periosteal releasing incision)를 하여 발치와가 완전폐창되는 것을 확인(이때, 이미 골괴사가 일어나지는 않았는지 확인).
④ 발치와 소파 후, 골예연이 있으면 절제.
⑤ 발치와를 충분량의 생리식염수로 세정.
⑥ 5-0 바이크릴을 사용하여 긴밀하게 봉합하고, 발치창을 점막골막판으로 완전폐창.
⑦ 수술 후는 프로목스® 300mg/일, 무코스타® 300mg/일을 7일간 투여. 수술 다음날부터 하치아즈레® 3포/일로 양치질도 7일간 계속.
⑧ 1주 후에 발사. 발치창이 열려 있는 것이 조금이라도 확인되면 크라리스® 400mg/일을 7일간 처방.
⑨ 1개월 후, 3개월 후 경과추적.

(와카야마현립(和歌山縣立) 의과대학 치과구강외과의 예)

■복용기간이 3년 이상인 경우 (악골괴사 발증의 위험이 크다)

- 가능하면 전신질환 치료 주치의와 상담하여 BP제제 복용을 중단하고, 3개월 경과 후에 치과치료를 시작한다.
- 3개월간의 대기가 불가능한 경우라도 처치가 가능하다(표3).
- 외과처치(보통 발치 해당) → **완전폐창과 감염예방**이 필수.
- 급성증상 발현 시 → 치료상의 유익성이 위험성을 상회한다고 판단한 경우, 절개 · 배농처치를 시행한다(단, 급성증상 발현 후에는 절개처치의 유무에 상관없이 악골괴사가 생길 가능성에 관해서 충분히 설명해야 한다).

》 악골괴사가 이미 발증한 환자

- 전신질환 치료 주치의와 상담 후에 가능하면 BP제제의 투여를 중단한다. 국소세정이나 항생물질 투여로 감염을 조절하면서, 6개월~1년간 경과 관찰한다. 임상적 단계에 따라서 대응한다(표4).
- 부골(腐骨)을 분리하고, 자연 치유되는 경우는 약 60%.
- 자연 치유되지 않는 경우는 약 40%이다(외과적 부골을 제거하지만, **종합병원 치과에 의뢰**하는 것이 바람직하다).

표4 약제 관련 악골괴사의 치료방침

staging		치료법
stage 0 (주의기)	· 골노출/골괴사는 확인되지 않는다 · 아래턱부의 지각이상 (Vincent 증상) · 구강내 누공 · 깊은 치주낭 · 단순X선사진에서 경도의 골용해를 확인한다.	· 항균성 구강세척제의 사용 · 누공이나 치주낭 세정 · 국소적인 항균제의 도포나 주입
stage 1	· 골노출/골괴사를 확인하지만, 무증상 · 단순X선사진에서 골용해를 확인한다.	· 항균성 세구제의 사용 · 누공이나 치주낭의 세정 · 국소적인 항균제의 도포나 주입
stage 2	· 골노출/골괴사를 확인한다 · 통증, 고름 배출 등의 염증증상을 수반한다 · 단순X선사진에서 골용해를 확인한다.	· 병소의 세균배양검사, 항균제 감수성 테스트 · 항균성 세구제와 항균제의 병용 · 난치례에서는 병용항균제요법, 장기항균제요법, 연속 정맥주사 항균제요법
stage 3	· stage 2에 추가하여, 피부누공이나 유리부골을 확인한다 · 단순X선사진에서 진전성 골용해를 확인한다.	· 새로 정상 골을 노출시키지 않는 최소한의 괴사골 소파, 골노출/괴사골 내의 치아 발치 · 영양보조제나 링거로 영양 유지 · 괴사골이 광범위하게 미치는 경우는 변연절제나 구역절제

('비스포스포네이트 관련 악골괴사에 대한 의견서' 개정추보 2012년판에서)

≫ 주사용 BP제제 사용의 기왕 또는 사용 중인 환자

• 주사제 사용 후 6개월 이내이면 악골괴사 발증의 위험이 낮아진다고 하지만, 복용 중단 기간을 어느 정도로 설정해야 안전하게 처치가 가능한지 등에 관해서는 아직 밝혀지지 않은 점이 많아서, 기본적으로 관혈처치를 피한다. 그러나 주사제를 사용하는 경우는 악성종양 환자인 경우가 많으며, 치과질환으로 동통이나 저작장애를 확인하고 QOL이 현저하게 저하되어 있을 때는 적극적으로 대처해야 한다.

• 농양이 형성되어 있거나, 동요도가 3도 이상인 치아가 존재하고, 동통, 저작장애, 의치장착이 어려운 경우 등이 나타날 때는 BP제제 사용 중이라도 방치하지 말고 발치 등을 하여 QOL의 개선을 도모한다. 단, 수술 후 골 노출이나 국소감염이 지속될 가능성에 관해서 충분히 설명하고, 동의를 얻는 것이 중요하다.

• 악골괴사가 이미 발증한 경우는 임상적 stage에 따라서 대응하지만(**표4**), 표층에서 부골이 분리되어 있을 때 이외는 종합병원 치과에 의뢰하는 것이 바람직하다.

》》항RANKL 모노클로널 항체제제 란마크®, 플라리아® (데노스맵) 사용 중인 환자

BP제제 사용 중인 환자와 똑같은 대응을 하지만, 란마크® 사용 환자는 플라리아® 사용 환자에 비해서 악골괴사의 발증 위험이 높다고 추측된다.

■ 악골괴사를 일으키는 위험 평가

》》BP제제의 종류에 따른 위험
• 주사용제제 〉 경구제제
• 질소함유제제 〉 질소비함유제제
• 질소함유제제 : 포사마크®, 보나론®, 악토넬®, 베네트®, 보노테오®, 리칼본®, 조메타®, 아레디아®, 비스포날®
• 질소비함유제제 ; 다이드로넬®
• 반감기가 길다 〉 반감기가 짧다
• 반감기가 긴 제제 : 포사마크®, 보나론®

》》약제 사용력
• 경구 BP제제의 복용기간이 3년 미만 → 위험은 최소 또는 없다.
• 경구 BP제제의 복용기간이 3년 이상 → 복용기간의 길이에 따라서 고위험.
• 조메타® (4 mg/월) → 6~12개월의 투여로 고위험.
• 아레디아® (90 mg/월) → 10~16개월의 투여로 고위험.

》》구강내 국소인자
• 구강위생상태의 불량
• 치성 만성 염증질환(중증 치주병, 만성근첨성치주염)과 그 질환의 급성 변화

제1장
환자와 치과치료
각종 약제 사용
BP제제
항체제제
BP제제 사용 환자
항RANKL 모노클로널

- 골융기, 골예연의 존재
- 하악 〉 상악

》》영상소견

치조백선이나 치조골의 광범위한 경화, 치근막강의 확대는 BP제제의 독성 초기징후를 나타내고 있다.

》》혈청 CTX 수치 (I 형 콜라겐 가교 C-테로펩티드 수치)

- 경구 BP제제에 기인하는 골재생의 전신적 억제와 서로 관련 있다.
- 100 pg/mL 이하 … 악골괴사의 고위험
- 100~150 pg/mL … 중등도의 위험
- 150 pg/mL 이상 … 최소한의 위험 또는 위험 없음

전문의로부터의 메시지

- 스테로이드제 내복 환자나 고령여성에게는 골다공증에 대한 치료가 이루어지고 있을 가능성이 있어서, 처방력을 확인하는 것이 중요하다.
- BP제제가 투여되고 있을 때는 제제명이나 처방기간을 확인하고, 악골괴사의 위험을 평가한다. 중지시킬 수 없는 경우는 PTH 제제 등 대체약도 있으므로 내과 주치의와 상담하는 것이 바람직하다.

■ 참고문헌
1) Robaert E. Marx 저 일본구강외과학회 번역 감수 : 악골괴사를 유발하는 비스포스포네이트. 퀸텐센스, 도쿄, 2009.
2) 사단법인 일본구강외과학회 : 비스포스포네이트계 약제와 악골괴사~임상병태와 치료가이드라인 2008.
3) 사단법인 일본구강외과학회 : 비스포스포네이트계 약제와 악골괴사~이해를 깊게 하기 위해서. 2008.
4) J Oral Maxillofac. Surg. 68 : 107-110, 2010.
5) 일본구강과학회 잡지 63 : 269-274, 2014.

2 항응고제, 항혈소판제 사용 환자

 이것이 포인트

❶ 문진으로 항응고제 · 항혈소판제(표5)의 사용 유무를 확인하면서, 기초질환에 관하여 충분히 파악해야 한다. 내과 주치의에게 자문하여 정확한 정보를 얻는다.

● 문진의 포인트
  ▶항혈전요법의 기초질환 파악
  ▶항혈전요법의 종류
  ▶항혈전요법 조절 상황

❷ *항혈전요법의 조절 상황에 관해서 파악한다. 와파린(왈파린) 복용 환자에게는 최근의 PT-INR 수치에 관해서 정보를 얻는다.

❸ 이 약제들의 투여 중지가 가능한지의 여부에 관해서도 확인해 둔다.
  ▶ 와파린 중지가 어려운 증례에서는 PT-INR이 높게 조절되고 있는 경우가 많아서, 중지하면 혈전이 형성되기 쉽고, 중지하지 않으면 출혈의 위험이 높아진다. 중지하는 경우는 *헤파린화가 필요하므로, 적응에 관해서 전문의의 지시를 요청해야 한다.

❹ 그 밖에 출혈경향을 나타내기 쉬운 기초질환이 있는지의 여부를 확인한다. 간장애, 신부전, 골수증식성 장애, 아밀로이도시스(amyloido-sis), 전신성홍반성낭창 등.

❺ 급격한 혈압 상승이 후출혈을 조장할 위험이 있으므로, 반드시 혈압을 체크한다.

❻ 출혈을 수반하는 치과처치라도 항혈전요법을 중지 · 감량하지 않고 하는 것이 권장되고 있다.

❼ 전달마취는 삼가해야 하고, 에피네프린 함유 국소마취제를 사용한 침윤마취로 대응한다. 사용량에 주의한다.

⑧ 와파린의 작용을 증강시키는 약제의 사용은 삼가해야 한다. 마크로라이드계, 뉴키노론계 항균제의 사용은 삼가해야 한다. 진통제의 대부분은 와파린, 항혈소판제의 작용을 증강시키지만, 볼타렌® (디클로페낙), 부르펜® (이부프로펜), 나이키산® (나프록센)은 영향이 적다. 가능한 한, 1회요법으로 최소량 처방한다.

⑨ PT-INR에 관해서 지금까지의 보고를 보면, 고령자에게는 1.6 미만에서는 허혈성 이벤트가, 2.6 이상에서는 출혈성 이벤트의 발증률이 높아지는 경향이 보인다. PT-INR 2.0 정도 (1.6~2.5)로 조절되고 있는 경우, 발치를 포함한 치과치료를 비교적 안전하게 할 수 있으리라 생각된다.

⑩ 항혈전요법 중단 중의 혈전성 합병증 발증의 빈도는 약 1%라는 보고가 있다. 중단 중에 이벤트를 일으킨 경우는 대부분 중증이 된다.

⑪ 항혈전요법을 하고 있는 환자에게 복용 중단하지 않고, 치과 관혈처치를 한 경우, 수술 후 출혈의 빈도는 22.2%이며, 수술 2시간 후에 수술 후 출혈이 생기기 쉽다는 보고가 있다. 예약은 오전의 빠른 시간대가 바람직하다.

⑫ 신규 항응고제(트롬빈 직접 저해제, 합성Xa저해제)의 출혈 경향에 미치는 영향에 관한 데이터가 적어서, 이 약제들을 사용 중인 외과처치는 신중히 해야 한다.

⑬ 위의 사항에 관하여 환자에게 충분히 설명한 후에 치료를 진행하는 것이 중요하다.

표5 항혈전제에 관해서

종 류		대표약제 (일반명)	작용점
항응고제	합성 Xa 저해제	아릭스트라® (fondaparinux), 익자렐토® (rivaroxaban), 리크시아나® (edoxaban), 엘리퀴스® (apix-aban)	안티트롬핀 Ⅲ와 결합하여, X 인자생합성 억제
	크마린계제	와파린 (warfarin)	프로트롬빈, 제 Ⅶ · Ⅸ · X 인자합성 억제
	트롬빈 직접 저해제	프라작사® (다비가트란)	트롬빈의 활성 저해
항혈소판제		파나르딘® (티클로피딘), 플라빅스® (크로피드그렐), 프레탈® (실로스타졸), 도르나® (베라프로스트) 등, 바파린®, 바이아스피린® (아스피린) 등	

---

*항혈전요법
① 항혈소판요법 : 동맥경화를 기반으로 발증하는 심근경색, 뇌경색의 예방.
② 항응고요법 : 심부정맥혈전증, 폐색전증, 심방세동에 의한 혈전색전증 등의 예방
  ▶ 항응고요법과 검사
    • 응고계의 변화 : PT, APTT, 응고시간에 반영

정상치	PT 12초 정도 (PT-INR 1 ± 0.1)

---

*헤파린화 (Heparinization)
수술 3~5일 전까지 와파린을 중지하고, 헤파린으로 변경하여 수술 전의 항응고요법을 한다. APTT가 정상 대조치의 1.5~2.5배로 연장되도록 헤파린의 투여량을 조절한다. 수술 4~6시간 전부터 헤파린을 중지하거나, 수술 직전에 유산프로타민으로 헤파린의 효과를 중화한다. 어느 경우나 수술 직전에 APTT를 확인하고 수술에 임한다. 수술 후는 가급적 신속히 헤파린을 재개한다. 병상이 안정되면 와파린요법을 재개하고, PT-INR이 치료영역에 들어가면 헤파린을 중지한다. 단, 근래, 혈전색전증 예방효과에 관해서 부정적인 보고가 많다. 전문의의 지시에 따라서 적용을 고려해야 한다.

■ 준비해야 할 것

❶ 국소지혈제 : 써지셀(산화셀룰로오스), 아비텐®(미세섬유성 콜라겐 등)
　(참조 지혈제의 종류 p.18)
❷ 봉합세트
❸ 치은압박 거즈
❹ 지혈상

■ 치과치료에서 유의해야 할 사항

》 항혈소판요법을 하고 있는 경우

• 항혈소판제는 중지·감량하지 말고, 치과치료(스켈링, 치주치료), 발치를 한다.
• 출혈을 수반하는 처치를 하는 경우에는 국소지혈처치를 할 수 있는 준비를 갖춰 둔다. 발치 후에는 발치와 내로 국소지혈제(써지셀, 아비텐® 등)를 삽입하고 봉합 처치를 반드시 한다.
• 진통제는 항혈소판작용이 있으므로, 필요 최소량의 투여에 그친다.
• 하악 매복지치 발거나 설종양절제 등과 같이 구저나 설근에 내출혈이 파급될 수 있는 처치는 종합병원 치과에 의뢰한다.

》 와파린에 의한 항응고요법을 하고 있는 경우

PT-INR이 2.6 미만인 경우 (고령자)

• 항응고제는 중지·감량하지 말고, 치과치료(스켈링, 치주치료), 발치를 한다.
• 관혈처치를 하는 경우는 오전의 빠른 시간대에 예약하고, 국소지혈처치를 할 수 있는 준비를 갖춰 둔다. 발치에서는 발치와 내로 국소지혈제(써지셀, 아비텐® 등)를 삽입하고 봉합처치를 반드시 한다. 후출혈은 항응고요법 환자가 생기기 쉬우므로, 필요에 따라서 지혈상도 사용한다.

- 항균제는 마크로라이드계, 뉴키노론계는 피한다.
- 진통제는 와파린의 작용에 비교적 영향이 적은 볼타렌®, 부르펜®, 나이키산® 을 1회요법으로 최소량 처방한다.
- 후출혈이나 치은의 자연출혈을 본 경우에는 에피네프린 함유 국소마취제를 출혈점에서 다소 떨어진 부위에 충분히 주입하여 지혈을 도모함과 동시에, 불량육아조직을 재소파술로 긁어내는 등 출혈의 원인을 제거하고, 국소지혈 재의 삽입, 봉합, 치은압박 거즈 첨부, 지혈상의 장착 등 모든 국소처치를 한다. 국소처치로 지혈되지 않는 경우에는 와파린의 투여 중지나 비타민 K 나 신선동결혈장의 투여가 필요하므로, 종합병원 치과에 의뢰한다.

PT-INR이 2.6 이상인 경우 (고령자)

- PT-INR이 3.0 미만이면 치과처치 후의 후출혈이 적다는 보고도 있지만, 뇌내출혈 등 구강 외 다른 부위에서의 출혈 위험도 있으므로, 종합병원 치과 로 의뢰하는 것이 바람직하다.
- 급성 치성감염증 등에서 투약이 필요할 때는 항균제로는 마크로라이드계, 뉴키노론계는 삼가해야 하고, 진통제에는 볼타렌®, 부르펜®, 나이키산® 등 비교적 영향이 적은 약제를 최소량 투여한다.

전문의로부터의 메시지

- 항혈소판제 · 항응고제와 수술은 큰 문제로, 치과치료만의 문제가 아니다.
- 수술을 하는 선생님측에서는 투여를 중지하고 싶다고 생각하기 쉽겠지만, 혈 전색전증 위험과 출혈 위험 양측 모두를 고려하여 검토하는 것이 바람직하다.

■ 참고문헌

1) Circulation Journal 68 : 순환기질환에서의 항응고 · 항혈소판제에 관한 가이드라인, 2004.
2) 上田裕, 須田英明 외 : 유질환자 · 고령자 치과치료매뉴얼. 의치약출판, 도쿄, 1996.
3) Progressin Medicine 25 : 404-410, 2005.
4) 일본의사신법. No.4124 : 21-25, 2003.
5) Haemostasis 15 : 283-292, 1985.
6) 浦部晶夫 외 : 오늘날의 치료제 2014, 남강당, 도쿄, 2014.

3 스테로이드제 사용 환자

 이것이 포인트

❶ 문진으로 스테로이드제가 사용되는 기초질환(표6), 스테로이드제의 종류, 투여량, 투여시간을 확인한다.

- **문진의 포인트**
  - ▶**스테로이드제 사용의 기초질환**
  - ▶**스테로이드제의 사용 상황**
  - ▶**스테로이드제 사용에 수반하는 합병증의 파악**

❷ 스테로이드제 사용에 수반하는 합병증의 유무를 파악한다.
  - ▶부신피질기능의 저하
  - ▶스테로이드성 당뇨병 : 혈당치(HbA1c 수치), 혈당강하제나 인슐린 사용의 유무
  - ▶골다공증 : BP제제 또는 항RANKL 모노크로널 항체제제 사용의 유무
  - ▶소화관궤양

❸ 치과치료에 수반하는 스트레스의 정도를 감안하여, 스테로이드 커버 (표7)가 필요한지의 여부를 검토한다. 스테로이드 커버에는 솔루 · 코테프®(히드로코르티손)의 사용이 바람직하다.

❹ 창상치유가 지연되는 것, 감염에 대한 방어기능이 저하되어 있는 점에 유의한다.

❺ 다소 출혈되기 쉬워지는 점에 유의한다.

❻ 스트레스를 느끼는 법에는 개인차가 있으므로, 획일적으로 대처하지 말고 개개 환자의 특질을 고려해야 한다.

❼ NSAIDs의 투여는 소량에 머물고, H2 블로커의 병용도 고려한다.

❽ 당뇨병 합병, BP제제 또는 항RANKL 모노크로널 항체제제 병용의 가능성이 있으므로 주의한다.

사용하고 있는 경우는 악골괴사 발증의 위험이 높다고 생각하여, 세심한 주의가 필요하다. 종합병원 치과에 의뢰하는 것이 바람직하다.

준비해야 할 것

❶ 점적세트
❷ 솔루 · 코테프® (히드로코르티손)

치과치료에서 유의해야 할 사항

≫ 생리적 분비량 이하(프레드닌® 5mg / 일, 린데론® 0.5mg / 일 이하)의 스테로이드제가 유지 투여되고 있는 경우

- 유지 · 투여되고 있는 스테로이드제를 반드시 복용하도록 지시하고, 처치 당일의 복용을 확인한 후에 치과치료나 치과외과처치를 한다.
- 기본적으로 스테로이드 커버는 필요하지 않지만, *급성 부신피질기능부전의 징후가 보일 때에는 즉시 스테로이드 커버를 한다.

≫ 생리적 분비량이상(프레드닌® 5 mg / 일, 린데론® 0.5 mg / 일 이상)의 스테로이드제가 유지 투여되고 있는 경우, 또는 1년 이내에 복용의 기왕이 있는 경우

- 기본적으로는 스테로이드 커버를 한 후에 처치하는 것이 바람직하지만, 반드시 필요한 것은 아니다. 유지 · 투여되고 있는 스테로이드제를 반드시 복용할 것을 지시하고, 처치 당일의 복용을 확인한다. 스테로이드 커버를 하는지의 여부는 처치의 침습도와 환자의 스트레스에 대한 반응을 감안하여 결정한다.

- 스테로이드 커버를 하지 않는 경우라도, 정맥라인을 확보하고, 급성 부신피질기능부전의 징후가 보일 때에 즉시 대응할 수 있도록 해 둔다.

표6 스테로이드제가 장기 투여되는 주요질환

교원병	베체트병, SLE, 류머티스 관절, 강피증, 다발성 근염, 피부근염 등
혈액질환	백혈병, 악성림프종, 다발성 골수종, ITP, 재생불량성 빈혈, 용혈성 빈혈 등
호흡기질환	기관지천식 등
소화기질환	궤양성 대장염 등
내분비질환	*아디슨병, ACTH 단독결손증, 갑상선중독증, 아급성 갑상선염, 부신피질기능부전 등
피부질환	심상성 천포창, 아토피성 피부염 등
알레르기질환	약제 그 밖의 화학물질에 의한 알레르기
간질환	자기면역성 간염 등
신경질환	근경직증, 안면신경마비, 소무답병, 말초신경염, 다발성 경화증, 중증 근무력증 등
악성종양	완화요법에서 사용된다

표7 스테로이드 커버의 방법

점적 주사	솔루 · 코테프® (히드로코르티손) 100 mg을 처치 직전에 투여하고, 혈압, 심박수를 모니터한다. 혈압 저하, 심박수 감소, 전신권태감, 복통, 오심 · 구토, 호흡곤란, 청색증, 의식장애 등 급성 부신부전을 의심하는 증상이 나타나는 경우에는 히드로코르티손 100 mg을 추가 투여한다.
내 복	프레드니솔론, 프레드닌® (프레드니솔론) 25 mg을 처치 2시간 전에 내복하게 한다. 다른 스테로이드제를 사용하고 있을 때에는 히드로코르티손 100 mg에 해당하는 용량을 처치 2시간 전에 내복하게 한다(표8).

*급성 부신피질기능부전
생체가 필요로 하는 부신피질호르몬 수요량에 비해 그 공급량이 급속히 부족하여, 순환부전을 주요 징후로 발증하는 상태.
▶병인
① 만성 부신피질기능저하증으로 발증하는 것.
② 부신졸중(副腎卒中) ~ 부신의 급격한 출혈, 괴사.
③ 스테로이드 이탈증후군
▶증상 : 권태감, 복통, 오심 · 구토, 설사, 발열, 혈압저하, 호흡곤란, 청색증, 의식장애 등이 나타나며, 급속히 진행되어, 체내 나트륨의 상실과 세포외액의 감소로 쇼크를 일으킨다.
▶치료 : 긴급히 스테로이드제를 투여함과 동시에 포도당, 전해질을 수액한다.

35

표8 생리적 분리량

건강인의 부신피질에 따라서 히드로코르티손으로 환산하여, 성인 1일당 20 mg의 스테로이드가 분비된다.

상품명 (일반명)	역 가	생리적 분비량 (환산)
코톤 (코르티손)	0.8	25 mg
솔루·코테프® (히드로코르티손)	1	20 mg
프레드니솔론, 프레드닌® (프레드니솔론)	4	5 mg
솔루·메드롤® (메틸프레드니솔론)	5	4 mg
데카드론® (덱사메타존)	30	0.5 mg
린데론® (베타메타존)	30	0.5 mg

스트레스가 적은 외과적 치과처치 (간단한 발치 등)

- 2차 감염을 예방하기 위해서 수술 전부터 항균제의 투여를 시작하고, 수술 후에도 통상보다 다소 오래 투여한다.
- 투여 중인 스테로이드제를 반드시 복용할 것을 지시하고, 처치 당일의 복용을 확인한 후에 처치한다. 스테로이드 커버를 할 수 있는 체제를 갖추어 둔다.

구강외과수술 (매복치 발거, 치근단절제술 등)

- 2차 감염을 예방하기 위해서 수술 전부터 항균제의 투여를 시작하고, 수술 후도 통상보다 다소 오래 투여한다.
- 스테로이드 커버를 하고 수술을 시행한다. 추가 투여가 필요한 경우도 있으므로 점적주사하는 것이 바람직하다.
- 당뇨병이 조절되지 않는 경우나 BP제제나 항RANKL 모노클로널 항체제제를 사용 중인 경우는 종합병원 치과에 의뢰하는 것이 바람직하다.

*아디슨병 (Addison's Disease, 만성 부신피질기능저하증)
- 여러 가지 원인에 따라서 부신피질의 90% 이상이 파괴되어, 글루코코르티코이드(주로 코르티졸), 미네랄코르티코이드(주로 알도스테론) 및 부신성 안드로겐 결핍 증상과 ACTH 과잉 증상을 나타내는 질환이다. 이피로, 탈력, 식욕부전, 체중감소, 오심·구토, 저혈당, 두통, 근육통, 설사 또는 변비, Na·수분의 소실, K의 체내저류, 저혈압, 성기능장애, 탈모, 전신의 갈색색소침착 등이 나타난다.
- 치료는 글루코코르티코이드의 보충이 치료의 주체가 된다. 히드로코르티손 20mg/일 양을 유지하며 경구 투여한다.

전문의로부터의 메시지

- 내분비질환, 교원병, 알레르기질환, 악성종양 등이 합병되는 질환에서는 반드시 내복력을 확인한다.
- 스테로이드제가 처방되어 있는 경우에는 약제명·투여량·처방기간을 확인하고, 처치의 침습성도 고려하여 스테로이드 커버의 필요성을 고려한다.
- 관혈적 처치 전에 항균제 투여 등 감염예방처치를 하는 것이 바람직하다.

■ 참고문헌

1) 小谷順一郞, 田中義弘 : 알고 싶은 것을 바로 알 수 있는 고령자 치과의료. 영말(永末)서점, 교토, 2008.
2) 上田裕, 須田英明 외 : 유질환자·고령자 치과치료매뉴얼. 의치약출판, 도쿄, 1996.
3) 나가사키현 보험의협회 : 질환이 있는 환자의 치과치료 개정판. 나가사키 보험의협회, 나가사키, 2011.
4) 上田英雄, 武內重五郞 총편집 ; 내과학 제4판. 아사쿠라(朝倉)서점, 도쿄, 1987.

4 란마크®, 플라리아® 사용 환자

- 란마크®(데노스맙)는 BP제제와는 작용 기전이 다른 골흡수 억제제로, 파골세포의 형성, 기능, 생존에 필수인 메디에이터인 RANKL(receptor activator of nuclear factor-κB ligand)을 특이적으로 저해하고, 파골세포에 의한 골흡수를 억제하는 분자표적치료제(모노클러널 항체제제)이다.
- 란마크®의 적응질환은 다발성 골수종에 의한 골병변 및 고형암 골전이에 의한 골병변이다.
- 부작용은 저칼슘혈증, 피로, 오심, 관절통, 무력증, 설사, **악골괴사**가 있다. 악골괴사의 빈도는 1.8%라고 보고되어 있다. 투여 1년 이내에서도 발증하고 있지만, 1년 이상의 투여로 악골괴사의 발생 위험이 높아지는 것 같다. 악골괴사 환자의 61.8%가 발치 후에 발생하고 있으며, 48.3%에서 구강내 감염이 나타났다고 보고되어 있다.
- 플라리아®(데노스맙)도 골다공증 치료제로 인가되어, 6개월에 1회 투여한다. 란마크®, 플라리아®는 피하투여가 가능하므로, 앞으로 사용빈도가 증가될 것이다.
- 치과치료에서는 BP제제와 똑같은 배려가 필요하다.

전문의로부터의 메시지

- 참조 · BP제제, 항RANKL 모노클로널 항체제제 사용환자의 항 '전문의로부터의 메시지' p.27

■ **참고문헌**
1) Ann Oncol 23 : 1341-1347, 2012.

5 강압제, ACE 억제제 복용 환자

- 고혈압증 치료의 제1선택제인 ACE 저해제(안지오텐신 변환효소 저해제)를 복용하고 있는 환자에게, 때로 구강·인두·안면영역의 퀸케부종(*신경혈관성 부종)이 생기는 경우가 있으므로 주의를 요한다. ARB(안지오텐신 Ⅱ 수용체 길항제)에 의한 보고도 있다(표9).

- 고혈압증으로 치료를 받고 있는 환자에게는 문진 시에 약제의 종류에 관해서도 파악해 두어야 하며, ACE 저해제나 ARB를 복용하고 있으면, 치과치료를 계기로 퀸케부종을 야기하는 경우가 있는 것에 관해서 염두에 두어야 한다. 또 퀸케부종의 기왕이나 알레르기체질의 유무에 관해서도 확인해 둔다.

- 인두부·혀·구저 등에 퀸케부종이 생긴 경우, 기도확보가 필요하며, 때로는 생명이 위험해지는 수가 있다. 따라서 모든 의사·치과의사는 이 부작용의 특징을 숙지하고 있어야 한다. 기관절개를 필요로 한 증례나 사망 사례도 보고되어 있다.

표9 신경혈관성 부종이 생길 수 있는 약제

▶아스피린 등의 NSAIDs
▶페니실린
▶ACE 저해제, ARB
▶경구피임제 (필, 에스트로겐)
▶선용계효소 (스트렙토키나제, 알테프라제 등)

*신경혈관성 부종
피하·점막하조직에 나타나는 국한된 일과성 부종으로, 1922년에 Quincke에 의해서 처음 보고되었다. 호발 부위는 안면, 혀, 구순, 인두영역인데, 급속히 진행되며, 때로 신속한 기도 확보가 필요하다.

치과치료에서 유의해야 할 사항

• 국소마취나 발치 등이 원인일 수가 있으므로, ACE 억제제 복용 환자에게 급격한 구순이나 구강점막의 종창이 나타났을 때에는 퀸케부종을 의심한다. 항균제나 NSAIDs의 투여가 원인일 가능성도 염두에 두어야 한다.
• 퀸케부종이 의심스럽고, 혀가 위로 현저하게 들려 있거나, 인두부에 종창이 있을 때는 즉시 종합병원 치과에 의뢰한다.

ACE 억제제에 의한 퀸케부종의 특징

• ACE 억제제 복용 환자의 0.1~0.5%에 발병한다고 하며, 발병 부위는 대부분 안면, 혀, 인두라고 보고되어 있다. 복용 시작부터 1주 이내에 발병하는 경우가 많지만(60%), 6개월 이상 경과한 후에 발병한 증례도 있다(10% 정도). 발병 기전으로서 ACE 억제제는 키닌분해효소인 키니나아제도 저해되므로, 혈중 브라디키닌 농도가 상승한다. 브라디키닌은 모세혈관의 확장이나 혈관투과성의 항진을 일으켜서, 결과적으로 부종을 일으킨다.
• 치료는 스테로이드제, 항히스타민제, 에피네프린, C_1에스테라제 억제제 등을 사용하지만, 효과가 즉시 나타나지 않고, 증상이 사라질 때까지의 시간 단축 여부에 관해서도 일정한 견해를 얻지 못하고 있다.

전문의로부터의 메시지

• 퀸케부종은 ACE 억제제 복용 환자 중에서 발병률이 결코 높지 않고 드문 병태이지만, 마음 한 구석에 기억해두기 바란다.

■ 참고문헌
1) Dtsch. Med. Wschr. 117 : 727-732, 1992.
2) 이비임상 99 : 461-466, 2006.

6 류마트렉스® 복용 환자

- 류마트렉스®(메토트렉세이트 (MTX))는 류머티스 관절 치료의 제1선택제로서 많은 환자에게 사용되고 있다. 일본에는 약 70만명의 류머티스 관절 환자가 있다고 하며, 치과치료의 기회도 증가하리라 생각된다.
- MTX는 본래 항암제이므로, 그 직접 작용으로 중증 구내염을 야기하기도 하지만, 근년, MTX 관련 림프증식성 질환(MTX–LTD)의 발생이 문제가 되고 있다.
- MTX–LTD는 림프종양 육아종증부터 악성림프종까지 병태가 여러 가지이다. 구강 내에도 발병하며, 류마트렉스® 복용 환자에게 난치성의 큰 궤양이나 종양성 병변이 나타난 경우에는 본 병태를 의심해야 한다.
- 치은에 발병한 경우에는 악골괴사를 수반한다는 보고가 많다. MTX의 투여 중지만으로 경감되는 경우도 있지만, 악성림프종으로서 항암제에 의한 화학 요법을 해야 하는 경우도 있다.
- 구강 내의 MTX–LTD가 의심스러운 경우는 즉시 종합병원 치과에 의뢰한다.

치과치료에서 유의해야 할 사항

- 류마트렉스® 사용 환자는 면역력이 떨어져 있을 가능성을 염두에 두고 감염 예방에 충분히 유의해야 한다.
- 발치 등의 관혈 처치를 하는 경우에는 항균제 예방 투여가 필요하다.

전문의로부터의 메시지

- 면역 억제된 상태이므로 관혈적 처치 전에 항균제 투여 등, 감염예방책을 철저히 하는 것이 바람직하다.

■ 참고문헌

1) Head Neck Pathol 4 : 305–311, 2010.   2) Clin Rheumatol 26 : 1585–1589, 2007.

7 협심증 치료제 시그마트®복용 환자

- 관동맥확장제 시그마트®(니코란딜)를 복용하고 있는 환자에게 **난치성 구내염이 발생할 수가 있다는 것**을 염두에 두어야 한다.
- 난치성 구내염 환자가 시그마트®를 복용한다고 확인된 경우, 내과 주치의에게 연락하여, 시그마트® 이외의 약제로의 변경을 의뢰한다. 구내염에 대한 대증요법을 하면서 치유를 확인한다.
- 본원에서 처방한 약제로 인한 약제성 구내염으로 중증이라고 판단한 경우에는 즉시 약제 복용 중지를 지시하고 전문병원에 의뢰한다.

약제성 구내염에 관해서

- 시그마트®로 인한 구내염은 고령자에게 흔히 나타나지만, 성별의 차이는 보이지 않는다.
- 구강병변은 통증을 수반하는 아프터에서 미란성 구내염, 궤양 등이 있으며, 크기도 여러 가지이다. 혀에 생기는 경우가 많지만, 구강 전체에도 생긴다.
- 약제 투여부터 발병까지 기간이 긴 경우가 많아서, SJS(Stevens-Johnson Syndrome, 피부점막안 증후군)나 TEN(toxic epidermal necrolysis, 중독성 피부괴사증)과 같은 중증례의 보고는 없다.
- 프랑스의 보고에 의하면 니코란딜 20 mg/일 이상의 용량으로 발병률이 높아진다고 하지만, 일본에서의 보험 적용량은 15 mg/일이다.

전문의로부터의 메시지

- 니코란딜 복용 중이라도 치과치료에는 영향을 미치지 않는다
- 오히려 **기초질환으로서 협심증이나 심근경색이 존재할 것이므로, 병력을 확인하고, 병상이 안정되어 있는지의 여부를 판단하기 바란다.**

■ 참고문헌

1) 후생노동성 : 중증 부작용 질환별 대응매뉴얼 스티븐스-존슨 증후군(Stevens-Johnson Syndrome, 피부점막안 증후군)

2) 西日피부 66 : 니코란딜이 원인이라고 생각되는 구강궤양-현저한 체중감소를 초래한 1례. 266-268, 2004.

8 도그마틸® 사용 환자

• 도그마틸®(설피리드)에는 **아비릿트®**, **미라돌®**, 후발제로 **설피리드®**, **피리카플®** 등이 있는데, 다양한 작용을 하며, 우울증·우울상태, 통합실조증, 위·십이지장궤양 등에 사용된다. 장기복용으로 ***지연성 운동이상증**을 일으킬 수가 있다. 구강안면 운동이상증(표10~12)을 나타내는 경우, 이 약을 사용 중인지 확인해야 한다. 다양한 약리작용을 하며, 사용하기 쉬운 점도가 있어서, 일반통원환자 중에도 이 약을 복용하고 있는 경우가 의외로 많다.

표10 구강안면 운동이상증

▶반복하여 입술을 오무린다.   ▶혀의 염전이나 돌출 등의 불수의운동
▶치아을 악문다.   ▶하악의 전방돌출·측방운동
▶입을 우물우물거린다.

표 11 구강안면 운동이상증의 요인

▶특발성 : 뇌의 노화
▶약제성 (표3)
▶추체외로질환 : 헌팅턴병, 윌슨병 등
▶치과적 원인 : 의치의 불안정, 교합이상 등
▶그 밖의 특이적 질환 : 부갑상선기능저하증, 아디슨병 등

표 12 지연성 운동이상증을 야기할 수 있는 약제

· 정형 항정신병제
· 비정형 항정신병제
· 항파킨슨병제
· 항우울증제 : 아목산® (아목사핀) 등
· 소화관기능개선제 : 프린페란® (메토클로프라미드)

> **지연성 운동이상증에 관해서**
> 항정신병제나 항파킨슨병제의 부작용으로 발증한다. 항정신병제를 1년 이상 복용한 환자의 10~20%(정형 항정신병제에서는 30% 정도), 항파킨슨병제 복용 환자의 50% 이상에서 발생한다고 한다. 증상은 입 주위, 안면, 경부에서 시작되는 경우가 많으며, 사지나 동체에 미치는 불수의운동의 총칭이다.

- 구강안면 영역에 운동이상증이 있고, 이 약을 복용하고 있는 경우, 주치의와 상의하여 감량이나 다른 약으로 변경을 의뢰한다.
- 운동이상증 치료에는 그라마릴®(티아프리드)이 유효한 경우가 많다.

치과치료에서 유의해야 할 사항

- 구강안면 운동이상증은 불안정한 의치의 장착으로 더 심해진다고 한다. 의치 장착 환자의 경우는 우선 의치의 안정이나 교합관계의 정상화를 도모한다.
- 구강안면 운동이상증은 환자에게 구강 · 혀의 궤양이 종종 발증한다. 잔존 치근이나 충치 등의 자극원은 신속히 제거한다. 하악 의치의 설측 형태에도 배려가 필요하며, 혀 운동에 방해가 되지 않도록 한다.
- 구강 내에서 기구를 조작하는 경우, 가드 & 레스트의 원칙을 충실히 하여, 구강점막이 손상되지 않도록 세심한 주의가 필요하다.
- 약제 복용과 관련된 전신질환도 배려하는 것이 필요하다(참조 파킨슨병 환자 p.157~, 정신장애 환자 p.177~). 특히 연하장애가 없는지 확인한다.

전문의로부터의 메시지

- 식욕 · 의욕을 일으키는 작용이 있다, 졸음이 잘 오지 않는다, 효과발현이 빠르다(1주 정도부터) 등에서 아직까지 사용빈도가 높은 약이다.
- 용량이 많을수록 운동이상증, 파킨슨증후군을 흔히 나타내지만, 예외도 있다. 일반적으로 150 mg/일로 사용하지만, 그보다 많은 경우나 신장장애가 있는 경우는 특히 주의해야 한다.
- 약제성 이외의 운동이상증도 물론 있다. 아무래도 항정신병제를 필요로 하는 경우도 있어서, 안이하게 약의 중지를 지시하기보다 주치의와 상담을 진행하는 편이 이상적이다.

■ 참고문헌

1) 浦部晶夫 외 : 오늘날의 치료제. 2014. 남강당, 도쿄 2014
2) 小谷順一郎, 田中義弘 : 알고 싶은 것을 바로 알 수 있는 고령자 치과의료. 영말(永末)서점, 교토, 2008.
3) 和気裕之 외 : 전신질환자 치과포켓북. 전신질환 VS 치과치료. 덴탈다이아몬드, 도쿄, 2013.

제2장 순환기질환 환자

치과치료 시에 전신질환의 병태를 파악하는 것은 당연한 일, ① 심부전의 정도, ② 부정맥의 유무와 위험도, ③ 항균제의 예방 투여의 필요성 유무, ④ 항응고제나 항혈소판제 복용에 대한 대응에 관해서 항상 염두에 두어야 한다.

심부전 환자

 이것이 포인트

❶ 문진으로 심부전의 기초질환을 파악하면서, 치과치료를 할 때의 위험을 평가한다. NYHA (New York Heart Association)에 의한 심기능 분류(표 1)를 이용하는 것이 효과적이다. 심부전의 정도는 치과처치를 어디까지 하는지의 중요한 지표이므로, 충분히 파악한다.

● 문진의 포인트
▶심부전의 기초질환은 무엇인가?
▶심부전의 정도 파악 (표1)

❷ NYHA Ⅰ~Ⅲ도 환자는 치과의원에서 수진할 가능성이 있지만, 기본적으로는 Ⅰ~Ⅱ도 환자에 머물며, Ⅲ도 이상에서는 종합병원 치과에 의뢰하는 것이 바람직하다.

❸ 기좌호흡이나 하지의 부종, 소변량 감소 등이 급격히 진행된 경우에는 심부전의 악화를 고려한다. 치과 진료할 때 수평와위는 호흡곤란을 악화시키는 수가 있으므로 주의한다.

❹ 말초혈관 수축은 정신적 스트레스나 통증자극에 수반하는 교감신경긴장에 의해서 생기므로, 불안·긴장을 제거하고, 동통자극을 가능한 한 경감하도록 힘쓴다.

⑤ 통상 사용량의 에피네프린은 전신의 말초혈관을 확장시키므로, 에피네프린 함유 국소마취제 사용이 가능하다. 폐색성 비대형 심근증 환자에게는 사용하지 않는 편이 좋다. 오라®주는 다른 치과용 국소마취제보다 2배 많은 에피네프린을 함유하고 있는 점에 유의한다.

⑥ 당일 환자의 몸 상태를 문진으로 확인하고, 처치를 할 것인지의 여부를 결정한다.

⑦ 심부전환자에게는 간혈류, 신혈류가 감소하고, 약제가 체외로 배설되는 과정이 지연되기 쉬우므로 투약에 관해서 주의를 요한다.

⑧ 심부전의 원인이 판막증, 선천성 심장질환, 폐색성 비대형 심근증이면, 감염성 심내막염에 대한 예방적 항균제 투여를 고려한다(참조 심장판막증 환자의 항 p.63~). 항균제를 예방 투여할 필요가 있는 병태에 관해서는 체계가 충분히 확립되어 있지 않으므로, 내과 주치의와 상담 후, 적응을 결정한다.

⑨ 항혈소판제, 항응고제를 복용하고 있는 경우가 있으니, 관혈적 처치를 할 때에 주의를 요한다(참조 항응고제, 항혈소판제 사용 환자의 항 p28~).

⑩ 원칙적으로는 비스테로이드성 소염진통제의 사용을 피한다. 필요할 때는 최소량을 투여한다. NSAIDs를 사용하면, 프로스타글란딘 합성이 억제되어 신혈류의 저하나 나트륨, 수분의 저류가 생겨서 심기능을 저하시킬 가능성이 있다.

심부전의 정의

심부전은 심근의 펌프기능이 장애를 받아서, 생체의 각 조직에 필요한 산소공급량만큼 혈액을 방출할 수 없게 된 상태를 말한다. 심장판막증, 고혈압증, 허혈성 심장질환, 심근증, 부정맥 등의 심장질환, 갑상선기능항진증, 폐기종 등이 진행된 결과 발현한다.

표1 New York Heart Association(NYHA)에 의한 심기능의 분류

중증도	병 태	
I 도	일상생활은 아무렇지 않다.	신체적 활동을 제한할 필요가 없는 심장병 환자로, 일상생활에서 신체적 활동의 정도에서는 피로, 심계항진, 숨참, 협심통이 일어나지 않는다.
II 도	실외생활에서 뭔가 증상을 느낀다.	신체적 활동을 경도 내지 중등도로 제한해야 한다. 안정을 취하고 있으면 아무렇지도 않지만, 일상생활에서 보통 신체활동의 정도로도, 피로, 심계항진, 숨참, 협심통을 일으킨다.
III 도	실내에서도 뭔가 증상을 느낀다.	신체적 활동이 현저하게 제한을 받는다. 안정시에는 아무런 불편감도 없지만, 일상생활에서 보통 이하의 신체적 활동으로도, 피로, 심계항진, 숨참, 협심통을 일으킨다.
IV 도	안정을 취해도 증상이 있다.	가벼운 신체활동 정도로, 반드시 불편감을 일으키는 환자. 안정을 취하고 있어도 심부전의 증상이나 협심통이 있으며, 조금이라도 안정에서 벗어나 가벼운 신체활동을 하면 불편감이 더 심해진다.

임상증상

· 심박출량 저하~핍뇨, 사지냉감, 현기증, 전신권태감, 빈맥, 혈압저하.
· 폐울혈~운동성 호흡곤란, 발작성 야간호흡곤란, 기좌호흡, 천명, *SpO_2 저하
· 전신의 울혈~하퇴부종, 흉복수, 간비대, 경동맥류.

준비해야 할 것

❶ 산소흡입장치 ❸ 혈압계
❷ 펄스옥시미터 ❹ AED

*SpO_2 (경피적 동맥혈 산소포화도)
펄스옥시미터를 사용하여 측정한다. 혈액 속의 헤모글로빈 중 산화헤모글로빈(산소와 결합하고 있는 헤모글로빈)의 비율을 퍼센트로 표시한 것. 수송되는 산소량은 주로 헤모글로빈과 산소의 결합 정도(폐의 인자), 헤모글로빈농도(빈혈의 정도), 심박출량의 3인자로 규정되어 있다. SpO_2는 이 중 폐의 인자를 보게 된다.
▶ 기준치 … 94%~97%
▶ 크리티컬라인 … 90% 이하 (SpO_2 90%는 PaO_2 60 mmHg에 해당)

치과치료에서 유의해야 할 사항

NYHA Ⅰ · Ⅱ인 환자

- 기초질환에 대한 배려가 필요하지만, 치과처치를 하는 데에 특단의 문제는 없다.
- 치과용 키시로카인®은 카트리지 2대 정도까지 사용 가능하다.
- 환자가 편히 호흡할 수 있도록 일어나 앉은 자세에서 치료하는 것이 바람직하다. 가능하면 펄스옥시미터로 SpO_2를 모니터한다.

NYHA Ⅲ도인 환자

❶ 치과용 키시로카인®은 카트리지 1대 정도까지 사용 가능하지만, 응급처치에 머물며, 종합병원 치과에 의뢰하는 것이 바람직하다.
❷ 처치 중에는 코로 연결된 카테터(catheter)로 산소 투여하는 것을 고려한다. 1~2 mL/min 정도. SpO_2 95% 이상이면 불필요하다. 단, 언제라도 산소를 투여할 수 있도록 준비해 둔다.

NYHA Ⅳ도인 환자

- 방문진료 등으로 진찰하는 경우, 의치의 조정정도에 그치며, 관혈처치 등 스트레스가 높은 처치는 종합병원 치과에 의뢰하는 것이 바람직하다.

■ 전문의로부터의 메시지

① 숨이 차거나 호흡곤란 등의 자각증상이 악화되어 있는가?
② 체중 증가나 하퇴부종이 나타났는가?
③ 당일의 생징후(혈압, 맥박, 호흡수 등)에 이상이 없는가?
이상 ①~③을 확인한다.
문제가 있거나 불안을 느끼는 경우는 담당의나 전문의와 상담한다.

2 고혈압 환자

 이것이 포인트

❶ 상세한 기왕력의 문진, 내과의로부터 처방받고 있는 약제의 종류와 양을 파악한다. 조절 상태가 나쁜 경우나 장기장애가 의심스러운 경우에는 내과 주치의에게 반드시 자문을 구한다. 뇌혈관장애, 허혈성 심장질환, 심부전, 신장질환, 대동맥류를 포함한 혈관질환 등의 장기 장애 합병의 유무에 관해서 파악하는 것이 중요하다.

❷ 혈압이 높음에도 불구하고 치료받지 않은 경우는 내과의에게 의뢰하여 조절하도록 하는 것이 우선한다.

● 문진의 포인트
　▶혈압 조절 상태
　▶장기장애나 당뇨병 등의 타질환의 합병 유무 파악
　▶강압제의 종류 (표2), 양

❸ 치과치료는 정신적 스트레스와 육체적 고통의 양자가 내인성 카테콜아민의 방출을 촉진시켜서, 혈압변동요인으로 작용한다. 심한 불안을 호소하는 환자에게는 항불안제(참조 주요 항불안제의 종류 p.175)의 처방도 고려한다.
　▶불안이나 공포심을 제거한다.
　▶통증 자극을 최소화한다.

❹ 최근 혈압 조절의 상태를 파악한다.

❺ 평상시 혈압과 치과치료 중의 혈압 변동폭을 미리 파악해 둔다. 평상시 혈압의 ±20~30% 이상의 변동은 순환동태에 영향이 있다.

❻ 치과치료 전의 혈압이 180 mmHg, 최저혈압 110 mmHg 이상이 당일 치과치료 중지의 기준이 된다.

❼ 치료 중의 급격한 혈압 상승에는 강압제 투여로 대응해야 할 때가 있지만, 급격한 혈압저하를 일으키지 않도록 주의한다. 특히 양측 경동맥 고도협착이나 주간뇌동맥폐색이 있는 환자에게는 위험하다.

❽ 치료 예약은 강압제 복용 후 1시간 경과 이후가 바람직하다. 당일의 강압제 복용을 반드시 확인한다.

❾ 강압제의 종류(교감신경 차단제)에 따라서는, 덴탈 쇼크 등으로 혈압이 저하된 경우에 승압이 어려울 수 있으므로 주의를 요한다 (참조 덴탈 쇼크의 증상과 대응 p.13~).

❿ 아달라트®(니페디핀) 설하투여에 의한 급격한 강압은 빈맥이나 합병증을 일으키는 수가 있어서, 원칙 금기되고 있다.

준비해야 할 것

❶ 혈압계
❷ 청진기
❸ 미오콜®스프레이 (니트로글리세린)
❹ 표면마취제
❺ 수액제

치과치료에서 유의해야 할 사항

혈압의 조절이 양호한 경우

■일상의 혈압 조절 상태가 최고혈압 140 mmHg 미만, 최저혈압 90 mmHg 미만인 경우.
· 혈압을 모니터한다(표3).
· 통상대로 치과치료를 하지만, 정신적 · 신체적 스트레스를 가능한 한 적게 한다.
· 치과용 키시로카인®은 카트리지 2대까지 사용 가능하다. 표면마취를 병용한다.
· 이미 장기장애가 합병되어 있는 경우는 그 중증도에 따라서 본원에서 치과치료를 할 것인지, 종합병원 치과에 의뢰할 것인지를 검토한다.

표2 강압제의 종류

약물의 종류		작 용	대표적 상품명
이뇨제		신장의 수분이나 나트륨 배설을 촉진시켜서, 체내 수분량을 감소시켜 강압한다.	플루이트란®, 나트릭스®, 라식스®, 다이아트®, 루프라크®, 알다크톤A®, 다이아목스® 등
β 차단제		교감신경의 β 수용체를 차단하고, 노르아드레날린의 작용을 억제한다. 심박수와 심수축력을 억제하여 강압한다.	케르롱®, 셀로켄®, 테노민®, 셀렉톨®, 인데랄®, 미케란®, 산드놈®, 메인테이트® 등
α 차단제		교감신경의 α 수용체에 작용하여, 말초혈관을 확장시킨다.	에브란틸®, 하이트라신®, 바소메트®, 데탄톨®, 미니프레스®, 칼데나린®, 유리프® 등
α β 차단제		α 수용체와 β 수용체를 동시에 차단한다.	아스클®, 트란데이트®, 아티스트®, 알마르®, 로간® 등
칼슘길항제		칼슘이온과 길항함으로써, 혈관을 확장시켜서, 심박출량을 감소시킨다.	암로딘®, 노르바스크®, 아달라트®, 페르디핀®, 코닐®, 칼브록®, 헬벳사®, 와소란®, 아테레크® 등
안지오텐신 II수용체 길항제 (ARB)		승압물질 안지오텐신 II와 길항하고, 안지오텐신 II 수용체와 결합하는 것을 차단한다.	뉴로탄®, 디오반®, 브로프레스®, 미카르디스®, 올메텍®, 아질바®, 이르베탄®, 아바프로® 등
안지오텐신 변환효소저해제 (ACE 저해제)		안지오텐신 변환효소를 저해함으로써, 승압물질 안지오텐신 II의 생성을 억제한다.	코바실®, 롱게스®, 아데카트®, 레니베이스®, 프레란®, 티바센®, 캅트릴®, 타나트릴® 등
합제	ARB+ 칼슘길항제		유니시아®, 엑스포지®, 미캄로®, 레잘타스®, 아이믹스®, 아테디오®, 자크라스®
	ARB+ 이뇨제		프레미넨트®, 에카드®, 코디오®, 미콘비®, 일트라®

표3 성인 혈압수치의 분류 (mmHg)

분류		수축기혈압		확장기혈압
정상 범위 혈압	적정혈압	〈 120	이고	〈 80
	정상혈압	120~129	이고/또는	80~84
	정상고치혈압	130~139	이고/또는	85~89
고혈압	Ⅰ도 고혈압	140~159	이고/또는	90~99
	Ⅱ도 고혈압	160~179	이고/또는	100~109
	Ⅲ도 고혈압	≥ 180	이고/또는	≥ 110
	(고립성) 수축기 고혈압	≥ 140	이고	〈90

(일본 고혈압학회 고혈압 치료가이드라인 2014에서)

> **혈압 조절이 불량한 경우**

■평소 조절 상태가 최고혈압 140 mmHg 이상, 최저혈압 90 mmHg 이상인 경우

≫ 통상의 치과치료

- 혈압을 모니터한다.
- 치과치료를 신중히 하고, 정신적·신체적 스트레스를 가능한 한 적게 한다.
- 내원 시에 최고혈압 180 mmHg 이상, 최저혈압 110 mmHg 이상이면, 당일 치료는 중지하고, 내과의 의뢰하는 것을 우선한다.
- 치과용 키시로카인®의 사용은 카트리지 1대까지로 하고, 반드시 표면마취를 병용한다.
- 치료 중 혈압이 200/120 mmHg 이상이 되었을 때, 또는 고혈압성 뇌증의 증상이 발현했을 경우에는 즉시 처치를 중단하고, 강압처치를 한다. 미오콜®스프레이를 1회(0.3 mg) 혀 아래에 분무하고, 경과(3분 정도)를 보고 강압이 불충분하면 다시 분무를 추가한다.
- 이미 장기장애가 합병되어 있는 경우는 그 중증도에 따라서 본원에서 치과치료를 할 것인지, 종합병원 치과에 의뢰할 것인지를 검토한다.

≫ 긴급을 요하는 관혈적 처치 (중증 치성 감염증이나 구강안면외상 등)

- 응급처치를 하고, 종합병원 치과에 의뢰한다.

치료받지 않은 고혈압 환자

• 응급처치 후, 내과의에게 혈압 조절을 의뢰한다. 혈압 조절 후에 본격적인
  치과치료를 시작한다. 긴급을 요하는 관혈처치는 종합병원 치과에 의뢰한다.

전문의로부터의 메시지

• 평상시 혈압의 상황 및 합병질환에 관해서 확인하고 위험을 평가한다.
• 치과수진 시 혈압이 높아서, 고혈압 긴급증이 의심스러운 경우에는 우선 내
  과의에게 의뢰한다.
• 강압제는 치료당일도 복용을 잊지 않도록 지도한다.

3 협심증 환자

 이것이 포인트

❶ 문진으로 협심증의 유형, 사용약제, 조절 상황 등을 체크한다(표4~6).
필요에 따라서 내과 주치의와 대진한다.

● 문진의 포인트
▶협심증의 유형 파악 (표4)
▶가장 최근에 일어난 발작(흉통)의 시기
▶발작은 어떤 때(운동 시 또는 비운동 시)에 생기는가?
▶발작 빈도와 지속시간의 파악
▶이전에 비해서 악화되고 있는지의 여부
▶발작 시의 대처는 어떻게 하고 있는가?
▶치료력의 상세한 내용을 확인한다.

❷ 초산제(니트로글리세린)를 환자 본인이 휴대하고 있는지에 관해서 확인한다.

❸ 불안, 공포 등의 정신적 스트레스에 의해서 관동맥 연축이나 운동성 협심증을 유발하는 수가 있으므로 주의해야 한다.

❹ 에피네프린 등의 혈관수축제를 포함한 국소마취제의 사용으로 협심증 발작을 유발하는 수가 있으므로 주의해야 한다.

❺ 장시간의 처치를 삼가고, 무통처치에 유의한다.

❻ 불안정협심증 환자는 응급처치에 그친다(표4).

❼ 항혈소판제, 항응고제를 복용하고 있는 경우가 있으므로 확인한다
(참조 항응고제, 항혈소판제 사용 환자의 항 p.28~).

❽ 발작 시, 초산제에 의한 치료에도 불구하고 증상이 장시간(10분 이상) 지속되는 경우나 혈압저하, 식은땀을 수반하는 경우는 심근경색을 의심하여, 전문병원으로 구급 이송한다.

표4 협심증의 분류

안정운동성 협심증		관동맥 내강의 협소화로 운동 시 심근허혈에 빠져서, 흉통이 출현한다.
불안정협심증	안정운동성 협심증의 악화형	관동맥의 협소화의 진행 때문에 안정시의 협심증상·흉통의 강도나 지속시간, 빈도의 증대·약물저항성이 나타난다.
	이형 협심증 등 관연축형	관동맥에 유의한 협착 없이, 여러 가지 자극에 의해서 관연축이 유발된다.

표5 American Heart Association(AHA)의 불안정협심증의 정의

발작이 3주 이내에 시작되어, 마지막 발작은 1주 이내에 일어나며, 또한 급성 심근경색을 나타내는 심전도의 변화나 혈청효소의 상승 없이, 다음의 3가지 기준 중 1가지 이상을 만족시키는 것.

초발 운동협심증	발작이 초발이거나, 6개월 이상 무증상이다가 재발한 것.
악화형	빈도, 지속, 강도, 이유발성, 방산 및 니트로글리세린에 대한 반응에 관해서 악화된 안정운동성 협심증.
초발 안정협심증	발작이 15분 이상 지속되거나, 니트로글리세린에 의해서 경감되지 않는 경우도 있다. 종종 일과성 ST 변화나 T파의 음전(陰轉)을 수반한다.

표6 치료 중 협심증 발작을 일으킨 경우의 대처

① 생징후 체크 (혈압 체크는 중요)
② 니트로글리세린 설하정 투여 또는 미오콜®스프레이 1회 분무
③ 산소 투여하면서 발작이 시작되기까지 상태를 본다 ($SpO_2 \geq 94\%$일 때는 산소 투여는 불필요)
④ 통상은 몇 분 이내에 회복되지만, 10분 이상 증상이 지속되는 경우에는 전문병원으로 구급 이송한다.

■ 협심증이란?

- 심근허혈에 의한 전흉부를 중심으로 동통이나 불쾌감이 생기는 증후군을 말한다.
- 하악부, 인두부, 왼쪽어깨에서 팔쪽으로 퍼지는 방산통을 수반하기도 한다.
- 치료법이나 약물의 종류에 관해서는 **표7**과 같다.

■ 준비해야 할 것

❶ 니트로글리세린 설하정 (본인 지참) ❹ 산소흡입장치
❷ 미오콜®스프레이 ❺ 펄스옥시미터
❸ 혈압계

표7 협심증의 치료

혈행재건	
관동맥 중재술	심장 카테터에 의한 치료로, balloon, stent, DCA(방향성 관동맥 죽종제거술), 로타브레이터의 4종류가 있다. DCA는 디바이스라는 통상의 기구를 사용하여 죽종을 깎아낸다. 로타브레이터는 석회화된 죽종을 럭비볼 모양의 드릴로 분쇄한다. balloon, DCA, 로타브레이터 등으로 협착부를 확장하고, stent를 유치하는 것이 일반적이다.
관동맥 바이패스술	

약물요법		
약물의 종류	일반명	대표적인 상품명
초산약	일초산 이소소르비드 초산 이소소르비드 니트로글리세린	아이트롤® 니트롤®, 프란돌® 니트로펜®
관동맥 확장제	디피리다몰 니코란딜	페르산친® 시그마트®
칼슘길항제	딜티아젬 니페디핀 베니디핀 암로디핀베실 에호니디핀	헬벳사® 아달라트® 코닐® 노르바스크®, 암로딘® 란델®
β 차단제	아로티노롤 카르베디롤 프로프라놀롤 세리프로롤 아셉트롤 아테노롤 비소프롤롤푸마르 베탁소롤 메토프롤롤 핀도롤 카르테오롤	알마르® 아티스트® 인데랄® 셀렉톨® 아세타놀® 테노민® 메인테이트® 케르롱® 셀로켄® 카르비스켄® 미케란®
항혈소판제	아스피린 클로피도그렐 실로스타졸 티클로피딘 프라수그렐	바이아스피린® 플라빅스® 프레탈® 파나르딘® 에피엔트®
항소판제 (합제)	아스피린+란소프라졸 (제산제) 아스피린+클로피도그렐	타켈다® 콘플라빈®

치과치료에서 유의해야 할 사항

혈행재건술로 증상 발현이 없는 경우

• 통상의 치과치료는 가능하지만, 항혈전요법(항혈소판제 1제 또는 2제 병용)
이 시행되고 있는 기간에 관혈처치를 하는 경우, 국소지혈처치를 충분히 한다
(참조 지혈법 p.17). 가능하면 1제로 감량 후에 시행하는 것이 바람직하다.

안정운동성 협심증이 있지만, 조절이 양호하여 최근 6개월 이내에 심근경색의 기왕이 없는 경우

■통상의 치과치료는 가능하다. 단, 발작에 대응할 수 있는 준비를 갖춰 둔다.
• 치과용 시타네스트－옥타프레신® 카트리지를 사용한다. 에피네프린 첨가 국소마
취제의 사용은 가능한 한 소량에 머문다(치과용 키시로카인® 카트리지 2대까지는
심혈관계에 거의 영향을 미치지 않지만, 첨부문서에는 사용을 권장하지 않는다).
• 진통제는 항혈소판 복용환자에게는 최소량 투여한다. 가능하면 1회요법으
로 처방한다.
• 치료 중 협심증 발작을 일으킨 경우는 표 3에 따라서 신속히 대응한다.

불안정 협심증이 있는 경우

• 치과치료에 따르는 스트레스로 급성 심근경색을 야기할 위험이 높으므로,
응급처치에 그치고, 내과 주치의와 대진하여 협심증 치료를 우선한다.
• 증상이 안정된 후에 치과치료를 본격적으로 시작해야 한다.
• 구급처치나 외과처치가 필요한 경우,
• 종합병원 치과에 의뢰한다.
• 치료 중 협심증 발작을 일으킨 경우는 표 3에 따라서 신속히 대응한다.

■ 전문의로부터의 메시지

• 협심증이라도 혈행재건이 시행되는 등 기본적으로 증상이 없는 경우에는 위
험이 낮다. 통상대로 치료해도 된다.
• 증상이 재발 또는 악화경향인 경우, 내과 주치의와 상담 후, 협심증 치료를
우선한다.

4 심근경색 환자

 이것이 포인트

❶ 문진으로 병상의 파악에 힘쓴다. 필요에 따라서 내과 주치의와 대진한다. 심근경색의 발증시기와 합병증의 정도에 따라서, 치과치료가 어디까지 가능한지를 결정한다.

- 문진의 포인트
  ▶ 심근경색의 발증 시기를 정확히 파악한다
  ▶ 심부전, 부정맥 등의 합병증을 확인하고, NYHA의 심기능분류 (p.48)에서 어느 정도인지 파악한다.
  ▶ 복용약제를 체크한다.

❷ 순환동태의 안정을 위해서 스트레스를 주지 않도록 세심한 주의가 필요하다.

❸ 심근 산소소비량의 기준인 *RPP(rate pressure product)가 12,000을 넘지 않도록 배려한다.

❹ 동맥혈 산소포화도의 수치를 모니터하면서, 필요하면 산소를 투여한다 ($SpO_2 \geq$ 94%이면 불필요)

❺ 항혈소판제, 항응고제를 복용하고 있는 경우가 있으므로 확인한다 (참조 항응고제, 항혈소판제 사용 환자의 항 p.28~).

❻ 발작시, 초산제에 의한 치료에도 불구하고 증상이 10분 이상 지속되는 경우나 혈압저하, 식은땀을 수반하는 경우는 재경색을 의심하여, 전문병원으로 구급 이송한다.

심근경색의 정의

• 심근허혈로 심근이 괴사에 빠진 상태로, 발증 1개월 이상 경과한 것을 진구성 심근경색이라고 한다. 급성 심근경색에서는 일반적으로 흉통이 대부분의 경우, 발한 등을 수반하며 극렬하게 30분 이상 계속된다.

준비해야 할 것

❶ 니트로글리세린 설하정 (본인 지참)   ❹ 산소흡입장치
❷ 미오콜®스프레이   ❺ 펄스옥시미터
❸ 혈압계

치과치료에서 유의해야 할 사항

급성 심근경색에 대한 재관류요법(혈행재건술)에 의해서, 일상생활에서 신체 활동에 거의 제한이 없는 경우

• 기본적으로 퇴원 후부터 통상의 치과치료가 가능하다.
• 치료 시에는 혈압, 심박수, SpO_2나 심전도 등을 모니터한다.
• 항혈전요법이 시행되고 있지만, stent가 유치되어 있는 경우, 그 종류에 따라서도 항혈소판제의 투여법에 차이가 있어서, 치료에 수반하는 출혈에는 세심한 주의가 필요하다.
• 관혈처치는 항혈소판제 2제의 사용부터 1제로 감량된 후에 시행하는 것이 바람직하다. 또 국소지혈처치는 충분히 한다(참조 지혈법 p.17).

진구성 심근경색(발증부터 1개월 이상 경과)인 경우

• 합병증(심부전, 부정맥, 판이상 등)의 정도에 따라서 본원에서 치료를 할 것인지, 종합병원 치과에 의뢰할 것인지를 결정한다. 심부전이 진행되고 있는 경우(NYHA Ⅲ, Ⅳ)나 위험한 부정맥이 합병되어 있는 경우는 종합병원 치과로 의뢰하는 것이 바람직하다(참조 심부전 환자의 항 p.46, 부정맥 환자의 항 p.73).

*RPP (Rate Pressure Product)
(심박수) × (수축기혈압)의 수치로, 심근 산소수요량을 측정하기 위한 지표이며, 수술 중에는 RPP를 12,000 이하로 조절하는 것이 목표이다.

- 치료 시에는 혈압, 심박수, SpO₂나 심전도 등을 모니터한다.
- NYHA 분류 Ⅱ도에서는 치과용 키시로카인® 카트리지 2대(에피네프린 계 45 μg 함유)까지는 순환동태에 미치는 영향이 적어서 사용 가능하다.
- 재경색을 예방하기 위해서, 치과치료에 수반하는 정신적 · 신체적 스트레스를 최소로 함과 동시에, 발치 등을 할 때, 항혈소판제의 복용을 자가중단하지 않도록 미리 지시해 둔다.
- 관혈처치 시에는 충분히 국소지혈처치(참조 지혈법 p.17)를 한다.

급성 심근경색 발증 시의 초기대응

- 10분 이상 지속되는 흉통이 있을 때는 기흉, 대동맥 해리, 늑간신경통, 바이아그라 복용(니트로글리세린 투여 금기)을 감별하고, 구급처치를 한다.
❶ 생징후 체크
❷ 정맥로를 확보한다
❸ 혈압이 유지되고 있는 것(수축기압 100 mmHg을 기준으로 한다)을 확인하고 초산제(니트로글리세린 설하정, 미오콜®스프레이 1회)를 설하 투여한다.
❹ 의식불명, 순환허탈의 경우는 즉시 구급차를 준비하고, AED에 의한 제세동, 심폐소생을 한다.

치과용 국소마취제에 첨가되어 있는 에피네프린(아드레날린)과 옥타프레신®(페리프레신)에 관해서

에피네프린(아드레날린)은 카테콜아민으로, 세동맥을 수축시켜서, 마취국소의 혈류가 현저히 감소되므로, 출혈량이 감소하여 수술부위를 명시할 수 있다. 또 마취제의 흡수가 억제되어, 강한 마취효과와 긴 작용시간을 얻게 된다. 한편, 옥타프레신®(페리프레신)은 주로 세정맥을 수축시키므로, 주사한 국소적 부위의 혈류는 그다지 감소하지 않는다. 따라서 지혈효과가 불충분하고, 마취효과의 발현이 늦어서, 충분한 마취효과시간도 짧다.

양자가 전신에 미치는 영향을 비교해보면, 에피네프린(아드레날린)은 심박수를 증가시켜서 심근수축력을 증강시킨다. 점막이나 피부의 혈관을 수축시키는 한편, 골격근의 혈관을 확장시키므로, 전신의 혈관은 확장 방향으로 향하고, 혈압은 크게 변화하지 않는다. 심박출량이 증가되려면 관상동맥이 확장되고, 심근산소수급 밸런스가 유지되어야 한다. 고혈압이나 허혈성 심장질환 등에 의해서 동맥경화가 진행되고 있는 경우에는 에피네프린(아드레날린)투여시의 심근 산소수급 밸런스가 무너지므로, 사용량에 제한이 생긴다. 페리프레신은 주로 정맥계에 작용하지만, 심장에는 관상동맥 수축작용을 한다. 일정량 이상의 페리프레신을 투여하면 서맥과 심박출량이 감소하는데, 이것은 심근조직 혈액량의 감소와 심근조직 산소분압의 저하 때문이다.

따라서 치과용 국소마취제의 사용량에는 제한이 있으며, 시타네스트에서는 4대 정도까지 하고, 에피네프린(아드레날린) 함유 국소마취제는 동맥경화가 진행되고 있는 경우에는 치과용 키시로카인® 2대까지, 오라®주에서는 1대까지가 바람직하다. 중증에서는 각각 그 양의 반으로 한다.

■ 전문의로부터의 메시지

• 치료상황을 주치의에게 확인하고, 문제가 없는지의 여부를 확인한다.
• 관상동맥의 혈행재건이 시행되고 있으면, 치과치료는 전혀 문제가 없지만, 심기능의 저하로 인한 심부전증상이 없는지 주의한다.

| 5 | 심장판막증 환자 |

 이것이 포인트

❶ 많든 적든 심부전의 징후가 있다고 생각되므로, NYHA의 심기능 분류에 근거하여 전신상태를 바르게 평가한다. 부정맥에 관해서도 그 위험도와 조절의 상태에 관해서 파악해야 한다. 반드시 내과 주치의에게 자문을 구하여 정보를 얻는다.

- 문진의 포인트
  - ▶치료력의 상세한 내용을 파악 (내과적 치료, 인공판치환술, 판형성술 등)
  - ▶심부전의 정도를 파악 (참조 ▶ 심부전환자의 항 p.46~)
  - ▶부정맥의 합병 유무와 그 위험도의 파악 (참조 ▶ 부정맥환자의 항 p.73~)
  - ▶복용 약제 체크, 특히 와파린에 의한 PT–INR의 조절 영역 파악

❷ 순환계를 모니터하면서 치과치료를 한다.

❸ 출혈을 수반하는 치과처치를 하는 경우는 감염성 심내막염을 예방하기 위해서 항균제의 예방 투여를 반드시 한다(표 8, 9).

❹ 항혈전요법이 시행되고 있으므로, 관혈처치를 할 때 국소지혈처치를 충분히 한다(참조 ▶ 지혈법 p.17).

표8 치과처치를 하는 경우에 감염성 심내막염의 위험이 있어서, 항균제의 예방 투여가 필요한 병태

Class I 특히 중증 감염성 심내막염을 일으킬 가능성이 높은 심장질환으로, 예방해야 할 환자
▶인공판 치환 환자 ▶감염성 심내막염의 기왕이 있는 환자 ▶복잡성 청색증성 선천성 심장질환 ▶체순환계와 폐순환계의 단락증설술을 실시한 환자
Class IIa 감염성 심내막염을 일으킬 가능성이 높아서 예방하는 편이 좋다고 생각되는 환자
▶대부분의 선천성 심장질환 ▶후천성 판막증 ▶폐색성 비대형 심근증 ▶판역류를 수반하는 승방판 일탈
Class IIb 감염성 심내막염을 일으킬 가능성이 높은 것은 증명되지 않았지만, 예방해야 하는 타당성을 부정할 수 없다
▶인공심장박동기(pacemaker) 또는 ICD(삽입형 제세동기)를 삽입한 환자 ▶장기에 걸쳐 중심정맥 카테터 유치 환자

(2008 JCS 가이드라인에서)

표9 감염성 심내막염 예방이 필요한 치과처치

▶발치	▶치아재식술
▶발사	▶치근첨을 넘는 치내요법
▶스켈링 · 루트 플레닝	▶치근막주사
▶치주기본검사	▶생검
▶치주외과처치	▶교정용 밴드 장착
▶임플란트 식립	▶치아 및 임플란트의 예방적 클리닝

(2007 AHA 가이드라인에서)

심장판막증이란?

- 심장에 있는 4개의 판 자체 또는 판 지지조직의 이상으로, 판협착이나 판폐 쇄부전을 일으킨 상태로, 심장에서 혈액의 박출이 저해되는 질환을 말한다.
- 심장판막증에는 승모판 협착증, 승모판 폐쇄부전증, 대동맥판 협착증, 대동 맥판 폐쇄부전증, 삼첨판 협착증, 삼첨판 폐쇄부전증, 폐동맥판 협착증, 폐 동맥판 폐쇄부전증이 있다. 여러 정도의 심부전증상을 나타내며, 부정맥을 수반하는 경우도 많다.

〉〉 승모판 협착증

- 최근에는 매우 적지만 류머티스열이 원인의 제1위를 차지한다. 승모판구(僧帽 瓣口) 면적의 감소로, 확장기에 좌방에서 좌실로 혈액의 유입장애가 생긴다.
- 좌방압이 상승하여 호흡곤란이나 기침, 객혈증상을 일으킨다.
- 혈전은 좌방 내에 형성되는 경우가 있지만, 심방세동 합병례, 고령자, 심박 출량 감소례에서는 빈도가 높아진다.

〉〉 승모판 폐쇄부전증

- 승모판의 폐쇄부전으로 수축기에 좌실에서 좌방으로 혈액이 역류한다.
- 세균성 심내막염이나 심근폐색에 의한 판 또는 판하조직의 장애로 생겨서 심실 확대나 일탈 등을 수반한다. 급성형과 만성형이 있다. 경증~중등증 만성형은 통상 무증상이다. 중증 만성형에서는 피로, 운동성 호흡곤란이 특 징이다. 급성 중증형에서는 급성 폐수종이 흔히 나타난다.

〉〉 대동맥판 협착증

대동맥판구의 협착으로 수축기에 좌실에서 대동맥으로 구출(驅出) 장애를 일으 킨다. 대부분은 서서히 진행되지만, 이첨판 등의 선천성 질환인 경우는 젊은 연령 층에도 발증하는 수가 있다. 심부전, 협심증, 실신이 3가지 주요 증상이다.

〉〉 대동맥판 폐쇄부전증

대동맥판이 완전히 폐쇄되지 않기 위해서 확장기에 대동맥에서 좌실 내로 혈액이 역류한다.

》》삼첨판 협착증

• 빈도는 매우 드물지만, 원인의 대부분은 류머티스성이며, 통상 승모판협착증이 합병되어 있다. 심박출량 감소에 의한 피로나 난치성 부종, 복수, 간종대는 흔히 나타나는 증상이다.

》》삼첨판 폐쇄부전증

• 고령에서는 정상자라도 종종 나타난다. 우방압의 상승과 정맥울혈이 생겨서, 심부전증상이 출현한다.

》》폐동맥판 질환 (폐동맥판 협착증, 폐동맥판 폐쇄부전증)

• 선천성 심장질환에 의한 것을 제외하면, 2차성 폐동맥폐쇄부전 등이 많다. 단독질환으로는 드물다.

■ 준비해야 할 것

❶ 항균제
❷ 써지셀 등 국소지혈재료
❸ 봉합사
❹ 보호상(保護床)
❺ 서지컬팩®

❻ 혈압계
❼ 산소흡입장치
❽ 펄스옥시미터
❾ 모니터심전도계

■ 치과치료에서 유의해야 할 사항

판형성술이나 판치환술을 받고, 일상생활에서 신체활동에 거의 제한이 없는 경우

• 통상의 치과치료는 가능하지만, 다음에 유의한다.
• 감염성 심내막염의 예방이 필요한 치과처치(표9)를 하는 경우에는 표8에 따라서 반드시 항균제를 예방 투여한다. 판에 이물이 사용되고 있어서, 수술 후 6개월간은 특히 감염의 위험이 높다.
• 판 이상의 부위, 사용된 인공판의 성상에 따라서, 와파린의 사용기간이나 PT-INR의 조절 영역이 다르므로, 이것을 파악한 후에, 본원에서 치료할 것인지, 종합병원 치과에 의뢰할 것인지를 결정한다(참조 와파린에 의한 항

응고요법을 하고 있는 경우 p.31).
- 본원에서 관혈처치를 하는 경우는 국소지혈처치를 충분히 한다 (참조 지혈법 p.17). 치과용 키시로카인®의 사용이 가능하다.

판이상을 확인하지만, 내과에서 치료받고 있는 경우

- 일상생활에서 신체활동의 제한 정도를 파악하고, 치과치료를 신중히 한다.
- 감염성 심내막염의 예방이 필요한 치과처치(표9)를 하는 경우에는 표8에 따라서 반드시 항균제를 예방 투여한다.
- 치과용 키시로카인®의 사용이 가능하지만, 가능한 한 소량에 그친다.

판형성술이나 판치환술 전에 구강내 감염소의 제거를 의뢰받은 경우

- 심기능이 저하되어 있으므로, 종합병원 치과에 의뢰하는 것이 바람직하다.

전문의로부터의 메시지

- 판막증은 심부전과 가장 밀접한 관계에 있으며, 그 다음이 감염성 심내막염이다. 그리고 치과영역에서는 감염성 심내막염의 예방과 관련된 질환이다.
- 심부전에서는 환자의 증상이 가장 중요하다. 단, 판막증에서 예방적 항균제의 필요성에 관해서는 완전히 결론이 나지 않았다.
- 선천성 심장질환이나 중증 판막증에서의 예방적 항균제 투여는 비교적 시행되는 경향도 있다. 순환기·소아과 선생님과 협진하면서 치료에 임하도록 한다.

감염성 심내막염의 예방적 항균제 투여에 관해서는 의견이 분분하여, 아직까지 일치하는 바가 없다.

치과치료 시 감염성 심내막염(IE)을 예방해야 하는 병태는 이전에 비해 한정되어 있지만, 2007년 AHA(미국심장협회) 가이드라인에서는 인공판치환 환자, 감염성 심내막염의 기왕이 있는 환자, 치료되지 않은 청색증을 수반하는 선천성 심장질환 환자, 인공재료를 사용하여 수복한 선천성 심장질환 환자로 수술 후 6개월간 인공재료를 사용하여 수복했지만, 그것에 근접하여 결손이 존재하는 환자, 심장이식을 받은 환자가 대상이 되고 있다. 일본에서는 인공심장박동기 또는 ICD 삽입 환자, 장기 IVH 카테터를 삽입한 환자를 추가한 가이드라인이 2008년 JCS(일본순환기학회)에서 발표되었다. 한편, 같은 해 NICE(영국국립의료기술평가기구)는 치과치료에서 IE와 관련된 항균제의 예방 투여는 권장하지 않는다고 했다. 그 후 영국에서는 NICE의 권고에 따라서, 치과치료시에 IE예방을 위한 항균제 투여는 실질적으로 감소된 것 같다. 그러나 2015년 Lancet에서의 소극적 시험으로 인과관계를 확정할 수는 없지만, 영국 국내에서 NICE 가이드라인 도입 이후 확실히 IE의 빈도가 증가했다고 보고했다.

ESC(유럽심장병학회)는 2015년에 IE의 예방처치를 고려해야 하는 병태로서, 인공판치환(일부 인공재료 사용도 포함) 환자, 감염성 심내막염의 기왕이 있는 환자, 청색증을 수반하는 선천성 심장질환 환자, 인공재료를 사용하여 수복한 선천성 심장질환 환자로 수술 후 6개월간, 션트 또는 판역류가 잔존하는 선천성 심장질환 환자에 한정하고 있다.

최근(2016년)의 ADA(미국치과의사회)의 견해에서는 Lancet의 보고를 받고, 치과의사는 2007 AHA 가이드라인을 계속 사용할 것을 권장하고 있다.

현시점에서는 충분한 자료에 입각한 통일된 견해가 나타나기까지, 항균제에 대한 알레르기의 유무를 충분히 확인한 후에, 대상으로 하는 질환, 병태에 관해서는 2008 JCS 가이드라인에 따라, 치과치료의 내용에 관해서는 2007 AHA 가이드라인에 따라 대응하는 것이 유리하리라 생각된다.

6 심근증 환자

이것이 포인트

❶ 문진으로 심근증의 종류를 파악한다. 비대형 심근증인지, 확장형 심근증인지, 구속형 심근증인지, 타코츠보 심근증(Takotsubo cardio-myopathy, 상심증후군)인지에 관해서 확인한다.

● 문진의 포인트
  ▶심근증의 병태 파악
  ▶합병증의 정도 파악 (심부전, 부정맥, 심장판막증 등)

❷ 비대형 심근증의 경우, 어떤 병형인지를 파악(폐색성 비대형 심근증, 비폐색성 비대형 심근증, 심첨부 비대형 심근증)함과 함께, 합병증(심부전, 부정맥, 심장판막증)의 유무와 정도에 관해서 확인한다.

❸ 확장형 심근증에서는 기본적으로 심근의 수축력이 저하되어 있으므로, 심부전, 부정맥, 심장판막증의 유무와 정도를 확실히 파악해야 한다.

❹ 특히 심부전의 정도에 관해서, NYHA 분류을 이용하여 위험을 평가한다(참조 심부전환자의 항 p.48).

❺ 내과 주치의와 협진하여, 치료방침을 결정한다. 확장형 심근증, 폐색성 비대형 심근증이나 NYHA3 이상의 심부전환자에게 침습적 치료가 필요한 경우는 종합병원 치과에 의뢰하는 것이 바람직하다.

❻ 기본적으로 감염성 심내막염을 예방하기 위해서 항균제의 전투여를 필요로 한다. 특히 확장형 심근증, 폐색성 비대형 심근증.

❼ 항혈전요법이 이루어지는 경우가 많으므로 주의를 요한다 (참조 항응고제, 항혈소판제 사용 환자의 항 p.28~).

❽ 폐색성 비대형 심근증에서는 에피네프린 첨가 국소마취제의 사용은 피한다. 타코츠보형 심근증(Takotsubo cardiomyopathy, 상심증후군)에서도 병인에 카테콜아민의 관여가 시사되고 있으므로, 에피네프

69

린 첨가 국소마취제의 사용을 피한다.

⑨ 원칙적으로는 NSAIDs의 사용을 피한다. 필요할 때는 최소량을 투여한다.

⑩ 돌연사를 초래하는 수가 있으므로 유의해야 한다. 치과치료 중에는 모니터심전도계로 관찰하면서, 가능한 한 스트레스를 받지 않도록 배려한다. 구급 시는 AHA 심폐소생법 가이드라인 2015 (p.79)을 따라서 소생처치를 하면서 전문병원으로 구급 이송한다.

■ 심근증의 분류

❶ 확장형 심근증
• 좌심실의 확장을 나타낸다. 심실근의 수축이 나빠서, 예후 불량으로 돌연사의 위험이 높다.

❷ 비대형 심근증
• 비대칭성 심근비후를 나타낸다. 심실로의 혈류유입장애가 나타난다.
• 폐색성 비대형 심근증～좌심실 유출로의 협착이 있으며, 종종 승모판폐쇄부전을 수반한다.
• 비폐색성 비대형 심근증～좌심실 유출로의 협착이 보이지 않는다.
• 심첨부 비대형 심근증～예후는 통상 양호하다.

❸ 구속형 심근증
• 아밀로이드증으로 대표되는 섬유화 또는 침윤된 심근을 확인한다.

❹ 타코츠보형 심근증(Takotsubo cardiomyopathy, 상심증후군)
• 고령여성에게 흔히 발증하고, 급성 심근경색을 의심케 하는 증상으로 돌연 발증하지만, 관동맥에는 유의한 협착이 확인되지 않는다. 통상, 벽운동장애도 몇 주 후에 개선되며, 예후가 양호한 질환이다.

■ 준비해야 할 것

❶ 모니터심전도계
❷ 펄스옥시미터
❸ 산소흡입장치
❹ 혈압계

치과치료에서 유의해야 할 사항

- 심근증의 임상증상은 심부전증상이 서서히 진행되므로, 그때의 상태를 NYHA 분류로 평가하고, 심부전환자와 똑같은 대응을 한다.

확장형 심근증

- 심부전의 정도에 따라서 본원에서 치과치료를 할 것인지의 여부를 결정한다. NYHA 분류 Ⅰ, Ⅱ도이면 치과치료가 가능하다(참조 심부전 환자의 항 p.48). NYHA 분류 Ⅲ, Ⅳ이면 종합병원 치과에 의뢰하는 것이 바람직하다.
- 부정맥에 관해서도 그 종류와 조절 상황을 파악하고, 치과치료가 가능한지의 여부를 판단한다(참조 부정맥환자의 항 p.73~).
- 승방판의 기능부전이 많으므로, 감염성 심내막염의 발증을 예방하기 위해서 항균제를 예방 투여한다(참조 심장판막증 환자의 항 p.63).
- 항응고제를 복용하는 경우가 있어서, 출혈에 주의가 필요하다(참조 항응고제, 항혈소판제 사용 환자의 항 p.28).

비대형 심근증

- 비교적 예후가 좋다고 하지만, 돌연사가 있으므로 주의를 요한다.
- 확장형 심근증과 마찬가지로, 심부전, 부정맥의 중증도에 따라서 치과치료의 방침을 결정한다.
- 폐색성 비대형 심근증이면, 종합병원 치과에 의뢰하는 것이 바람직하다. 치료를 하는 경우에는 에피네프린 함유 국소마취제의 사용은 가능한 한 삼가해야 하고, 심내막염의 발증예방처치를 한 후에 최소한의 처치를 한다(참조 심장판막증 환자의 항 p.63~)

구속형 심근증

- 심부전의 중증도에 따라서 치과치료의 방침을 결정한다. 심부전증상이 심하지 않으면 통상대로 치과치료가 가능하리라 생각된다.
- 심근의 벽운동이 유지되고 있음에도 불구하고, 부종이나 호흡곤란이 없어지지 않는 심부전인 경우에 의심한다.

타코츠보형 심근증(Takotsubo cardiomyopathy, 상심증후군)

- 몇 주 경과 후에는 개선된다고 하므로, 치과치료는 경감된 후에 본격적으로 하도록 한다. 발작 직후에 긴급을 요하는 치과질환으로 내원한 경우에는 응급처치에 그치고, 에피네프린 함유 국소마취제의 사용은 피한다.

전문의로부터의 메시지

- 심부전 · 부정맥의 유무 등의 문진을 확실히 한다. 결국은 증상이 중요하다.
- 순환기 전문의와의 협진이 필수이다.
- 본 항에 없는 허혈성 심근증인 경우는 진구성 심근경색 등으로 심기능이 상당히 저하되어 있는 상태라고 생각한다.

7 부정맥 환자

 이것이 포인트

❶ 문진으로 부정맥의 유무를 확인하고, 그 위험도를 파악한다.

● 문진의 포인트
　▶부정맥의 종류를 파악하고, ① 위험이 적은 부정맥, ② 주의가 필요한 부정맥, ③ 위험한 부정맥, ④ 치명적 부정맥으로 가려내어 (표10), 위험을 평가한다.
　▶부정맥의 원인이 되고 있는 기초질환(판막질환, 허혈성 심장질환, 심근증 등)의 유무를 파악한다.
　▶치료를 받고, 부정맥이 관리되고 있는지의 여부를 확인한다. 인공심장박동기 장착의 유무도 확인한다.
　▶복용약제(항부정맥제 / 표11, 항혈소판제, 항응고제, 강압제 등)를 체크한다.

❷ 내과 주치의에게 자문을 구하여, 현재의 병상을 상세히 파악한다.
❸ 문진 결과, 환자의 상태, 내과 주치의의 자문 결과를 근거로, 일반 치과의원에서 치료가 가능한지의 여부를 결정한다. 주의가 필요한 부정맥, 위험한 부정맥이 있어서, 관리되지 않는 경우는 종합병원 치과에 의뢰하는 것이 바람직하다.
❹ 고도의 전신관리가 필요하다고 판단되면 주저 없이 종합병원 치과에 의뢰한다.
❺ 환자의 몸 상태가 좋은 날에 치료를 하지만, 항부정맥제를 내복하는 환자는 원칙적으로 당일도 계속한다. 복용상황을 반드시 체크한다.
❻ 표면마취나 신중한 마취 조작으로 무통처치에 유의하고, 치과치료에 수반하는 스트레스를 줄이면서 치료시간도 가능한 한 단축한다.
❼ 심전도(모니터심전도), 산소포화도 모니터링이 중요하다.

⑧ 치과용 키시로카인®의 통상량 사용이 가능하다(순환동태에 미치는 영향은 적다).

⑨ 항부정맥제 멕시틸®은 리도카인에 의해서 그 작용이 증강된다. 또 마크로라이드계 항균제는 항부정맥제 리스모단®의 혈중농도를 상승시킨다.

⑩ 혈전예방을 위해서 항응고제를 복용하는 경우가 있으니, 출혈에 주의해야 한다. 특히 심방세동에서는 프라작사®(다피가트란) 등의 신약(**참조** 항혈전제에 관해서 p.30)을 사용하는 경향이 있지만, 수술 후의 출혈에 관한 데이터가 거의 없으므로, 관혈적 처치를 하는 경우는 수술 후 출혈에 충분히 유의한다.

⑪ 치과치료 중에 심정지나 심실세동 등의 치명적인 부정맥이 출현하는 경우에는 즉시 심폐소생을 하고, 전문병원으로 구급 이송한다.

부정맥의 병태

》》상실성 기외수축 (SVPC, SVC)

심방, 방실접합부에서 히스다발(bundle of His)까지의 장애로, QRS파는 정상이지만 P파가 다르다. 심방성 기외수축은 P파가 정상과 달라서, 이소성 P파라고 한다. 방실결절성 기외수축은 방실결절로 페이싱(pacing)되므로 P파의 선행이 보이지 않는다. 일반적으로 자각증상이 없다.

》》심실성 기외수축 (PVC)

• 정상조율보다 조기에 심실에서 자극이 발생하는 부정맥으로, 폭넓은 QRS가 특징이다. 심장질환이 없는 단발성 PVC는 심기능에 영향을 미치지 않는다. 발생빈도가 비교적 높다.

• 다원성 다발성 심실성 기외수축은 다발성과 다원성이 혼재하는 것으로, 다발성은 같은 형인 PVC가 30회/시 이상 발생하는 것이며, 다원성은 심실의 복수 부위에서 자극이 발생하여 PVC의 형태가 다르다. Lown 분류(**표12**)에서 grade가 높아짐에 따라서 위험이 높아진다. Short run은 Lown 분류의 grade 4에 속하고, PVC가 3연발 이상 나타나지만 심실성 빈박에는 해당되지 않는 것을 말한다. 단시간에 정상 심전도로 복귀하면 문제가 없지만, 심실성 빈박이나 심실세동으로 이행할 가능성이 있다. R on T는 정상

조율의 T파에 덮여서 PVC가 출현하는 현상을 말한다. Short run과 마찬가지로 위험한 부정맥이다.

표10 부정맥의 위험도

위험이 적은 부정맥	주의가 필요한 부정맥	위험한 부정맥	치명적인 부정맥
상실성 기외수축 심실성 기외수축 (산발성) 우각블록	상실성 빈맥 좌각블록 WPW 증후군 다원성 다발성 심실성 기외수축 동부전증후군 (심방세동 등)	R on T Short run 모비츠 Ⅱ형 제2도 방실블록 완전방실블록 심실성 빈맥	심정지 심실세동 극단적인 서맥 무맥성 전기활동 (PEA) 무맥성 심실빈맥

(間宮팀 제공 일부 개편)

표11 항부정맥제의 분류 (Vauhan–Williams 분류)

Ⅰ군 - 활동전위의 최대출발속도를 감소시킨다	Ⅱ군 - β 수용체 차단제로 동성빈맥에 사용된다
Ⅰa군 ~ 상실성 부정맥, 심실성 부정맥에 사용된다.	인데랄® (프로프라놀롤) 데노민® (아테노롤) 메인테이트® (비소프로롤)
아미사린® (프로카인아미드) 리스모단® (디소피라미드) 시베놀® (시벤조린) 피메놀® (피르메놀)	Ⅲ군 - 다른 항부정맥제가 무효인 경우에 사용된다
	안카론® (아미오다론) 소타콜® (소타롤)
Ⅰb군 - 심실성 부정맥에 사용된다	
키시로카인®, 오리베스® (리도카인) 멕시틸® (멕시레틴) 아스페논® (아프린딘)	Ⅳ군 - 칼슘길항제이다. 특발성 상실성 빈박에 사용되는 경우가 많다
Ⅰc군 - 상실성 부정맥, 심실성 부정맥에 사용된다	와소란® (베라파밀) 헬벳사® (딜티아젬) 베프리콜® (베프리딜)
산리즘® (필시카이니드) 탐보콜® (프레카이니드) 프로논® (프로파페논)	그 밖의 항부정맥제
	아데포스 - L코와 (ATP) 디고신® (디고키신) 아트로핀® (유산아트로핀)

≫ 상실성 빈맥

성인은 심박수가 100/분 이상을 빈맥이라고 한다. 상실(심방)성 빈박의 심전도는 P파를 수반하는 경우와 수반하지 않는 것이 있다. P–Q 또는 P–R 간격에는 거의 변화가 없다.

표12 심실성 기외수축의 Lown 분류

grade	심전도 소견
0	기외수축 없음
1	산발성, 희발성, 단발성
2	다발성, 빈발성 (1회/분 또는 30회/시)
3	다원성, 다형성
4a	2연발
4b	3연발 이상, 다연발 (Short run)
5	R on T

≫ WPW 증후군

발작성 상심실성 빈맥의 대표적인 것이 WPW 증후군이다. 상실에 있는 켄트다발(Kent bundle) 부전도로가 자극을 받아 빈맥이 유발된다.

≫ 각블록

- 우각블록(RBBB)에서는 우실의 흥분이 지연되고 QRS의 폭이 넓어지며, 2상성을 나타내기도 한다. QRS의 폭이 0.1~0.12초 미만인 것을 불완전, 0.12초 이상인 것을 완전우각블록이라고 한다. 다른 심장질환이 없는 경우는 치료할 필요가 없다.
- 좌각블록은 전신순환과 관련되므로, 주의가 필요하다. 우각블록과 마찬가지로 불완전블록과 완전블록으로 나누어진다. 완전좌각블록에서는 기질적 심장질환이 많다.

≫ 동기능부전증후군

동기능부전증후군(Sick sinus syndrome : SSS)은 동결절의 기능장애 때문에 현저한 동성부정맥, 동정지, 동방블록 등의 서맥성 내지 빈맥성 부정맥을 일으키는 병태라고 한다. 인공심장박동기의 적응이 되는 경우도 많다. 심방세동에서는 불규칙한 심방의 전기적 활동(심전도상의 f 파) 때문에 QRS군의 발생도 불규칙해진다. 심박수와 맥박수가 다르다. 유리혈전에 의한 뇌경색을 예방하기 위해서 항응고제를 복용하는 경우가 많다.

표 13 방실블록(AV block)의 분류

제1도	PQ간격이 0.2초 이상인 것
제2도 모비츠 Ⅰ형 　　　 모비츠 Ⅱ형	PQ간격이 서서히 연장되다가, 결국에는 후속 QRS파가 출현하지 않는다. PQ간격이 일정(연장)하고, 때때로 QRS파가 출현하지 않는다.
제3도 (완전방실블록)	심방과 심실이 전혀 관련없이 독자적인 리듬으로 움직인다.

》》방실블록

- 방실블록(AV block)은 3분류된다(표13).
- 모비츠 Ⅱ형은 제3도(완전방실 블록)로 이행될 가능성이 있어서, 인공심장박동기의 삽입을 고려해야 하는 병태이다. 완전방실블록은 순환부전을 일으키므로, 인공심장박동기의 삽입이 필수이다.

》》심정지

심전도상에서 기선의 동요가 없는 평평한 상태로, 심장이 전기적으로 활동이 없는 상태이다. AED는 효과가 없어서 심장마사지가 적응이 된다.

》》심실세동

심정지의 하나로, 심근이 질서를 상실하고 멋대로 탈분극되어 있는 상태로, 심전도상 기선이 불규칙하게 흔들릴 뿐인 상태이다. AED가 적응이 된다.

■ 준비할 것

❶ 혈압계　　　　　　　　❸ 펄스옥시미터
❷ 모니터심전도계　　　　❹ AED

치과치료 시 유의해야 할 사항

위험이 적은 부정맥, 부정맥은 있지만 치료할 필요는 없고, 일상생활도 평소대로인 경우

≫ 산발성 기외수축, 우각블록

• 통상대로 치과치료는 가능하지만, 모니터심전도로 관찰하면서 하는 처치가
바람직하다.

주의가 필요한 부정맥

≫ 좌각블록, 상실성빈맥, WPW증후군, 다원성 다발성 심실성 기외수축, 동기능부전증후군 (심방세동 등)

• 치과치료는 몸의 상태가 좋을 때에 하며, 반드시 모니터심전도계로 모니터
하면서 처치한다. 이상파형이 출현한 경우는 처치를 중지한다.
• 각블록은 모니터심전도에서는 좌우각을 구별할 수 없으므로, 반드시 전문의
와의 대진이 필요하다. 3지블록이나 동기능부전증후군에서는 인공심장박동
기가 장착되어 있는 경우가 있으므로 주의해야 한다(참조 인공심장박동기
장착 환자의 항 p.81~).
• 심방세동에서는 항응고제를 복용하는 경우가 많다. 당일의 복용을 확인한
후에, 관혈처치시에는 국소지혈처치를 충분히 해야 한다(참조 항응고제, 항
혈소판제 사용 환자의 항 p.28~).

위험한 부정맥

≫ R on T, Short run, 모비츠 Ⅱ형 제2도방실블록, 완전방실블록, 심실성 빈맥

• 이 부정맥들이 관리되지 않는 경우, 종합병원 치과에 치료를 의뢰한다.
• 인공심장박동기 장착 등으로 조절되고 있는 경우라도 반드시 모니터심전도
계로 모니터하면서 치과치료를 한다.
• 인공심장박동기 장착 환자에게는 전기메스, 근관장측정기의 사용이나 감염
성 심내막염의 예방에 관해서 유의해야 한다(참조 심장판막증 환자의 항
p.63~, 인공심장박동기 장착 환자의 항 p.81~).

≫ 심정지, 심실세정, 극단적인 서맥, 무맥성 전기활동(PEA), 무맥성 심실빈맥

• 치과치료 중에 드물게 겪게 되는 수가 있으며, 심정지, 심실세동에서는 즉시 심폐소생을 해야 한다. 모니터 심전도에서 AED 사용의 적응인지, 심장 마사지의 적응인지를 즉시 판단한다. 동시에 구급 이송(119에 연락) 의뢰를 스텝에게 지시한다.

AHA 심폐소생법 가이드라인 2015

AHA 심폐소생 가이드라인을 따라서 심폐소생을 하지만, 그 전제로서 정기적으로 강습회에 참가하고, 원내에서도 평소에 긴급사태 발생에 대비하여 롤플레이를 정기적으로 하도록 한다. 치과용 체어상에서 소생의 유효성도 확인되어 있으므로, 등에 딱딱한 책을 끼우고, 또 넘어뜨린 등판을 둥근의자로 받치는 등의 연구로, 흉골압박의 효율을 향상시킬 수 있다.

❶ 의식의 확인
• 어깨를 흔들거나 통증을 자극하면서, 큰 소리로 '괜찮습니까?'라고 의식의 유무를 확인한다.
• 의식이 없으면, 당황하지 말고 구급차의 출동요청을 스텝에게 지시한다. AED의 준비도 지시한다.

❷ 자발호흡의 확인
10초 이내에 확인할 수 있으면, 즉시 흉골을 압박(30회)한다. 호흡의 확인이 어려울 때에도 즉시 흉골압박을 시작한다. 이어서, 흉곽이 솟아오를 정도로 2회 호기를 불어 넣는다(1회 1초). 일반적으로 마우스 대 마우스로 하지만, 가능하면 안부백에 산소를 접속하여 환기한다.

❸ 총경동맥 박동의 확인
• 10초 이내에 확인할 수 없으면, 즉시 흉골 압박부터 소생을 시작한다.

❶ 누르는 위치는 흉골의 하반분. 검상돌기를 누르지 않도록 한다.

❷ 100~120회/분의 속도로 압박한다.

❸ 흉곽이 5 cm 이상 가라 앉을 정도의 강도로 압박한다(6 cm를 넘지 않는다).

❹ 흉골 압박과 해제의 비율은 1 : 1의 시간으로 한다. 압박의 해제는 매회 완전히 하고, 가슴의 높이를 확실히 본래대로 되돌린다.

❺ 인공호흡을 할 수 있는 경우는 흉골 압박 30회에, 인공호흡 2회의 리듬으로 한다. 인공호흡을 할 때에는 기도를 확보하고, 1회의 환기에 1초 걸려서, 흉골이 거상하는 것을 확인한다.

❻ 흉골 압박을 중단하는 시간을 최소한으로 한다.

전문의로부터의 메시지

• 부정맥에서도 분류에 추가하여, 증상이 있는지의 여부가 중요하다. 실신이나 휘청거림의 전실신징후가 있는 것 같으면 신중히 대응한다.

• AHA의 가이드라인에서도 치과치료 시에 필요한 것은, ① 10초 이내에 확실히 호흡과 맥을 확인한다, ② 필요 시에는 CPR(심폐소생)·AED를 한다. 이것은 BLS(1차 구명처치)이다. 또 BLS에서 가장 중요한 것은 구조를 부르는 것이다.

8 인공심장박동기 장착 환자

 이것이 포인트

❶ 문진으로 부정맥의 기왕이 있으면, 인공심장박동기의 장착 유무에 관해서 확인한다.

❷ 심장박동기가 장착되어 있으면, 주치의와 대진하여 원질환, 조절의 상태, 투약내용 등에 관해서 파악해 둔다.

- ● 문진의 포인트
  - ▶ 일상의 심장박동기의 작동상태와 심부전의 유무
  - ▶ 항혈전요법의 유무
  - ▶ 복용약제의 체크

❸ 환자가 휴대하고 있는 심장박동기 수첩을 확인한다. 사용기기의 메이커명, 연락처, 삽입일시, 기종, 자극방법 등을 확인해 둔다(표14).

❹ 심장박동기의 작동에 영향을 미친다고 생각되는 기기류의 사용을 피한다.

- ▶ 전기메스, 치수진단기, 근관장측정기, 저주파치료기 (마이오모니터), 초음파스켈러 등.
- ▶ 그 밖에 MRI, 고주파 온열치료기, 마이크로파 온열치료기 등
- ▶ 레이저 메스의 사용은 가능하리라 생각된다.
- ▶ 전기 메스 등을 아무래도 사용해야 할 때에는 주치의에게 연락하고, 메이커에 사용 가능한 모드로의 변경을 의뢰한다.

❺ 치과치료 전기기기를 사용하는 경우

- ▶ 어스전기판의 접속을 확실히 한다.
- ▶ 어스전극판을 심장박동기에서 가능한 한 떨어뜨린다 (통상 좌우 쇄골 아래 중 한쪽).

▶기기의 코드가 심장박동기 본체나 카테터 전극을 가로지르지 않도록 한다.
⑥ 혈전을 예방하기 위해서 항혈전요법이 시행되고 있을 수 있으므로 확인함과 동시에, 관혈처치 시에는 국소지혈처치를 충분히 한다 (참조 항응고제, 항혈소판제 사용 환자의 항 p.28~).
⑦ 감염성 심내막염을 예방하기 위해서 항균제의 예방 투여를 고려한다 (참조 심장판막증 환자의 항 p.63~).
⑧ 모니터심전도계나 펄스옥시미터에 의한 관찰 하에서의 치료가 바람직하다.
⑨ 치료 중에 심장박동기의 오작동이 의심스러울 때에는 즉시 치료를 중지하고, 긴급성(경과관찰, 구급이송, 기도확보나 심장 마사지 등의 구급처치)의 유무를 판단하여 대처한다.

인공심장박동기에 관해서

자극발생양식은 고정레이트형(비동기형), 디맨드형(동기형), 심박응답 페이싱형(체동, 호흡수, QT 간격의 변화를 감지하여 레이트를 증감시킨다)이 있다.

준비해야 할 것

❶ 모니터심전도계
❷ 펄스옥시미터
❸ 산소투여장치
❹ AED

치과치료 시 유의해야 할 사항

심장박동기가 정상으로 작동하여, 증상이 안정되어 있는 환자

• 통상의 치과치료가 가능하다.
• 모니터심전도, 펄스옥시미터로 관찰하면서, 가능한 한 스트레스를 주지 않도록 배려하면서 치료를 진행한다.

표14 심장박동기의 코드

1문자 페이싱 부위	2문자 센싱 부위	3문자 센싱 방법
A : atrium V : ventricle D : double	A : atrium V : ventricle D : double O : none	I : inhibited (억제) T : triggered (동기) D : double (심방동기 · 심실억제) O : none

※ 심박 응답 기능이 있는 경우는 4문자째에 R을 붙인다

- 기본적으로 기초질환에 부정맥이 있으므로, 항부정맥제의 복용상황을 파악하고, 다른 약제와의 상호작용에 주의한다(참조 부정맥 환자의 항 p.73~).
- 관혈적 처치를 하는 경우는 수술 전의 항균제 투여를 고려하면서, 국소지혈 처치를 충분히 한다.
- 치료 중에 덴탈 쇼크를 일으킨 경우, 맥박수는 유지되므로 증상을 자각하기 어려운 경우가 있어서 주의를 요한다. 말초혈관의 확장으로 혈압이 저하된 다고 생각되므로 수액으로 대응한다.

심장박동기가 장착되어 있지만, 다른 부정맥 출현이나 판막증의 합병 등 증상이 불안정한 환자

- 종합병원 치과에 의뢰한다.

전문의로부터의 메시지

- 심장박동기를 꺼야 할 필요성이 있는 경우는 종합병원 치과에서 한다.
- 심장박동기라고 한 마디에 불과해도 적응질환에 따라서 중증도가 다르다. 임상적인 환자의 증상을 확인하는 것이 중요하다.
- 일반적으로 삽입형 제세동기와 통상의 심장박동기를 구별할 수 없을 수 있다. 제세동기가 사이즈가 크다는 점을 기억해 둔다.
- 환자는 심장박동기 수첩을 가지고 있으므로, 적절한 정보를 얻을 수 있도록 확인한다.
- 심장박동기가 작동하지 않는다 해서 그 환자가 바로 돌연사하는 것은 아니라는 점에 유의한다.

9 동맥류(동맥해리) 환자

 이것이 포인트

❶ 동맥류의 상황에 관해서 충분히 파악한 후에 치과치료를 시작해야 한다. 불분명한 점이 있으면 반드시 주치의에게 자문하여 정보를 얻는다.

- 문진의 포인트
  ▶동맥류의 발생 부위
  ▶현재의 병태, 치료력(특히 치료에 수반하는 인공재료의 체내 유치의 유무)
  ▶혈압의 조절 상황 및 복용강압제의 종류
  ▶복용약제(항혈소판제, 항응고제 등)

❷ 치료받지 않은 동맥류가 있는 환자에게는 치과치료의 스트레스에 수반하는 혈압 상승으로 동맥류가 파열될 위험이 있는 점에 유의해야 한다.

❸ 대부분의 경우 혈전색전증을 예방하기 위해서 항혈소판제나 항응고제를 사용하고 있어서, 출혈을 수반하는 치과처치에는 주의해야 한다(참조 항응고제, 항혈소판제 사용 환자의 항 p.28~).

❹ 동맥류의 치료를 위해서 인공혈관, 스텐트, 고일 등의 인공재료가 체내에 유치되어 있는 경우(표 15), 치과치료를 할 때에 항균제의 예방 투여가 바람직하다(참조 심장판막증 환자의 항 p.63~).

❺ 관동맥류에 심근장애나 심장판장애가 합병되어 있는 경우가 있다.

■ 준비해야 할 것

❶ 혈압계   ❷ 미오콜®스프레이

표15 동맥류에 대한 치료법

▶뇌동맥류의 치료	▶대동맥류의 치료
▶클리핑	▶인공혈관치환술
▶코일색전법	▶스텐트 그라프트(stent graft)

치과치료 시 유의해야 할 사항

동맥류가 아직 작아서 혈압을 조절하면서 추적하고 있는 경우

❶ 혈압을 충분히 조절하면 통상대로 치과치료가 가능하지만, 동맥류의 파열 위험이 있는 것을 염두에 두고, 혈압을 체크한다.

❷ 치료에 수반하는 스트레스가 최소화되도록 배려하고, 치료시간도 단축해야 한다.

❸ 급격한 혈압상승이 나타날 때에는 무리하지 말고 처치를 중지하고, 강압처치를 한다. 미오콜®스프레이를 1회 혀 아래에 분무하고, 경과를 관찰한다 (참조 고혈압 환자의 항 p.50~).

❹ 항혈전요법을 받고 있는 경우가 많으므로, 관혈처치 시에는 국소지혈처치를 충분히 한다.

이미 치료를 받아서, 경과가 양호한 경우

❶ 통상대로 치과치료가 가능하지만, 치료 때문에 인공재료가 체내에 유치되어 있는 경우가 많으므로, 항균제의 예방 투여가 필요하다. 투여법은 감염성 심내막염의 예방 가이드라인에 따른다.

❷ 항혈전요법을 받고 있는 경우가 많으므로, 관혈처치 시에는 국소지혈처치를 충분히 한다.

전문의로부터의 메시지

• 대동맥류는 혈관지름에 따라서 위험이 다르다.

• 대동맥류가 있는 환자는 동맥경화가 진행되고 있는 경우가 많아서, 그 이외의 뇌경색 · 심근경색 등의 위험도 매우 높다는 점을 기억해 둔다.

■ 참고문헌

1) 小谷順一郎, 田中義弘 : 알고 싶은 것을 바로 알 수 있는 고령자 치과의료. 영말(永末)서점, 교토, 2008.

2) 上田裕, 須田英明 외 : 전신질환자 · 고령자 치과치료 매뉴얼. 의치약출판, 도쿄, 1996.

3) 나가사키현 보험의협회 : 질환이 있는 환자의 치과치료 개정판. 나가사키 보험의협회, 나가사키, 2011.

4) 福井次矢, 黒川清 감역 : 해리슨내과서 제3판. Medical · Science · International. 도쿄, 2009.

5) 福井次矢, 奈良信雄 : 내과진단학. 의학서원, 2008.

6) 吉本勝彦 외편 : '치계전망' 별책 치과의사를 위한 의학핸드북. 의치약출판, 도쿄, 2014.

7) 일본고혈압학회 : 고혈압 치료 가이드라인 2014.

8) 西田百代 : 유질환 고령자 치과치료의 가이드라인. 퀸텐센스, 도쿄, 2002.

9) 讃岐美智義 : 마취과 연수체크노트 개정 제3판. 양토사, 도쿄, 2010.

10) 와카야마현립 의과대학부속병원 약사위원회 : 와카야마현립 의과대학부속병원 의약품집 제11판. 와카야마현립 의과대학부속병원. 와카야마, 2011.

11) 치과학보, 109 : 403-404, 2009.

12) 子島潤, 宮武佳子 외 : 치과진료를 위한 내과. 영말(永末)서점, 교토, 2007.

13) Circulation 116, 2007.

14) 小川聡 : 내과학서 개정 제8판, 중산서점, 도쿄, 2013.

15) 감염성 심내막염의 예방과 치료에 관한 가이드라인 2008년 개정판 (JCS 2008).

16) BMJ 336 : 770, 2008.

17) Lancet 385 : 1219, 2015.

18) Eur Heart J 36 : 3075, 2015.

19) ADA Oral Health Topics Antibiotic prophylaxis prior to dental procedures 2016.

20) 吉田清也 : 지도의가 가르치는 순환기진료의 기본. 남강당, 도쿄, 2011.

21) 치계전망 117권 : 118-121, 346-349, 538-541, 724-727, 916-919, 1100-1103 — 2011.

22) AHA 심폐소생 가이드라인 2015.

제3장 대사성질환 환자

치과치료 시에 전신질환의 병태를 파악하는 것은 당연한 일, ① 심부전의 정도, ② 부정맥의 유무와 위험도, ③ 항균제의 예방 투여의 필요성 유무, ④ 항응고제나 항혈소판제 복용에 대한 대응에 관해서 항상 염두에 두어야 한다.

1 당뇨병 환자

 이것이 포인트

❶ 혈당 조절 상황(*HbA1c, 공복시 혈당 등)을 파악하면서, 합병증(표1)의 유무에 관해서는 확인한다. 특히 신증(腎症)이나 고혈압에 관해서 문진이나 내과 주치의의 자문을 통해 상세한 내용을 파악한다.

● 문진의 포인트
  ▶혈당 조절 상황
  ▶합병증의 유무와 그 정도, 특히 신증(腎症)이나 고혈압에 관해서
  ▶저혈당 발작의 기왕

❷ 창상치유부전이나 면역력 저하(표2)에 의한 국소감염에 주의하고, 감염 예방에 힘쓴다. 또 감염된 경우, 중증 치성 감염증으로 진전될 수 있으므로, 신속히 종합병원 치과에 의뢰한다.

❸ 저혈당 발작에 주의한다(표3). 공복 시 치과치료의 예약은 삼가해야 하고, 저혈당 발작에 대응할 수 있는 체제를 갖추어 둔다.

❹ *Sick day에는 가능한 한 치료를 피한다.

❺ 관혈처치를 하는 혈당 조절의 최저한의 기준은 HbA1c 8.0% 미만, 공복 시 혈당 160 mg/dL 미만으로 하지만, 가능하면 HbA1c 7.0% 미만, 공복 시 혈당 130 mg/dL 미만이 바람직하다. HbA1c 7.0% 미만에서는 유의하게 수술 후 감염이 낮아진다는 보고가 있다.

표1 당뇨병의 합병증

▶ 당뇨병 망막증	▶ 치주병
▶ 당뇨병 신증	▶ 동맥경화성 질환
▶ 당뇨병 신경장애	▶ 인지증(치매)
▶ 당뇨병 족병변	

표2 당뇨병 환자의 이감염성의 요인

▶ 탈수 (구강건조)	▶ 혈관장애
▶ 영양장애	▶ 신경장애
▶ 백혈구의 기능장애	

표3 저혈당 발작의 증상

혈당치 (mg/dL)	임상증상
70	공복감, 오심, 하품
60	기면, 하품, 집중력 저하, 두중(頭重, 머리가 무겁고 맑지 못한 증상)·두통
50	발한, 빈맥, 불안, 과호흡
30	의식장애(의식몽롱), 이상행동
20	의식장애(의식소실), 경련, 혼수, 저혈압

*HbA1c

성인의 헤모글로빈(A0)에 글루코스가 결합하여 헤모글로빈 A1(당화헤모글로빈)이 되는데, 헤모글로빈 A1c는 안정되어 당화헤모글로빈 중에서도 큰 비율을 차지한다. 당화반응은 비효소적으로 일어나므로, 헤모글로빈 A1c의 헤모글로빈에 대한 비율은 혈중 글루코스농도(혈당치)에 의존하고, 혈당조절의 지표로 이용된다. 과거 1~2개월간의 혈당치의 지표가 된다.

*Sick day

당뇨병 환자는 몸의 상태가 조금만 나빠도, **발열, 설사, 구토, 식욕부진** 등이 쉽게 일어나서 상태가 매우 나빠지는 등, 혈당 조절이 힘들어질 수 있다. 당뇨병 환자에게 이와 같은 병태로 인해 상태가 악화된 때를 Sick day라고 한다. 증상에 따라서 고혈당이 되거나 저혈당이 되므로, 당뇨병 환자가 기분이 좋지 않다고 호소할 때는 그 날의 **치과치료는 가능한 한 삼가는 편이 좋다.**

■ 치과치료 시 유의해야 할 사항

혈당 조절이 양호한 경우

HbA1c 7.0% 미만, 공복시 혈당 130 mg/dL 미만

》》통상의 치과치료

통상대로 치료를 하지만, 저혈당 발작에 주의한다.

》》관혈적 처치를 수반하는 치과치료

• 당뇨병 신증이나 동맥경화성 질환 등의 합병증이나 고혈압의 유무를 파악한다.
• 처치 전에 구강관리를 충분히 하여, 구강내 세균수를 감소시켜 둔다.
• 골노출을 삼가고, 가능한 한 폐쇄창으로 한다.
• 수술 후의 경과를 충분히 관찰하여, 창상의 치유를 확인한다.
• 저혈당 발작에 주의한다.

혈당 조절이 불량한 경우

• HbA1c 8.0% 이상, 공복 시 혈당 160 mg/dL 이상

》》통상의 치과치료

• 여유가 있으면 혈당 조절을 우선한다 (그림1).
• 치주치료, 첫 회의 감염근관치료 등에 관해서는 급성 치성 감염증 발증의 방지
  에 힘쓴다. 치료 후에 2차 감염을 예방하기 위해서 항균제의 투여도 고려한다.
• 당뇨병 신증이 합병되어 있는 경우에는 항균제와 진통제의 선택이나 투여량
  에 세심한 주의를 한다 (참조 신장기능장애 환자의 항 p.134~)

》》관혈적 처치를 수반하는 치과치료

• 외과적 시술에 여유가 있으면 혈당 조절을 우선한다.
• 당뇨병 신증이나 동맥경화성질환 등의 합병증과 그 정도를 파악한다.
• 절개 등 긴급을 요하는 경우에는 충분히 설명하고 동의를 얻은 후에 관혈처
  치를 한다. 난치성이 될 가능성에 관해서도 충분히 설명한다.
• 항균제의 전투여를 하고, 수술 후에도 조금 오래 투여한다.

조절 목표치[주4]

목표	혈당 정상화를[주1] 지향할 때의 목표	합병증 예방[주2]을 위한 목표	치료 강화가[주3] 어려울 때의 목표
HbA1c (%)	6.0 미만	7.0 미만	8.0 미만

치료목표는 연령, 이병기간, 장기장애, 저혈당의 위험성, 서포트체제 등을 고려하여 개별적으로 설정한다.

주 1) 적절한 식사요법이나 운동요법만으로 달성 가능한 경우, 또는 약물치료 중에도 저혈당 등의 부작용 없이 달성 가능한 경우의 목표로 한다.
주 2) 합병증 예방의 관점에서 HbA1c의 목표치를 7% 미만으로 한다. 대응하는 혈당치는 공복시 혈당치 130 mg/dL 미만, 식후 2시간 혈당치 180 mg/dL 미만을 대략적인 목표로 한다.
주 3) 저혈당 등의 부작용, 그 밖의 이유로 치료의 강화가 어려운 경우의 목표로 한다.
주 4) 모두 성인에 대한 목표치이며, 또 임신례는 제외한다.

(일본당뇨병학회 편저 : 당뇨병 치료가이드 2016-2017, 27페이지, 문광당, 2016. 에서)

그림 1 혈당 조절 목표

65세 이상의 고령자에 관해서는 '고령자 당뇨병의 혈당 조절 목표'를 참조.

- 처치 전에 구강관리를 충분히 하여, 구강내 세균수를 감소시켜 둔다.
- 외과적 침습을 최소한으로 한다.
- 수술 후의 경과를 충분히 관찰하여, 창상의 치유를 확인한다.
- 감염증이 중증화의 징후를 나타낼 때에는 신속히 종합병원 치과에 의뢰한다.
- 당뇨병 신증이 합병되어 있는 경우에는 항균제나 진통제의 선택이나 투여량에 세심한 주의를 한다(참조 신장기능장애 환자의 항 p.134~).

치과치료 시의 저혈당 발작의 예방·대응

- 저혈당 발작은 인슐린 사용 환자에게 일어나는 경우가 많지만, 경구혈당강하제 복용 환자에게도 일어날 수 있다.
- 몸의 상태나 섭식상황을 확인한다(Sick day에는 치료를 피한다).
- 식사 전(점심식사 전, 저녁식사 전)의 치료예약은 피한다.
- 저혈당 발작의 임상증상을 충분히 이해하고, 조기에 대응한다(표3).
- 미리 주스, 각설탕이나 50% 포도당액을 준비해 둔다.
- 저혈당 상태가 의심스러운 경우에는 신속히 당분을 보급한다.
  → 의식청명 : 주스나 각설탕을 섭취하게 한다
  → 의식소실 : 입술과 치은 사이에 사탕을 발라주거나 50% 포도당액 20 mL 이상을 정맥주사한다.

당뇨병의 진단기준

■기준치

❶ 아침 공복 시 혈당치 126 mg/dL 이상

❷ 경구포도당 부하시험(OGTT) 2시간 수치 200 mg/dL 이상

❸ 수시 혈당치 200 mg/dL 이상

❹ HbA1c(NGSP) 6.5% 이상

1 ❶~❸의 어느 하나와 ❹가 확인되면 당뇨병이라고 진단한다.

2 ❶~❹의 어느 하나를 확인한 경우는 '당뇨병형'이라고 진단한다. 다른 날에 재검사를 하여, 다시 '당뇨병형'이 확인되면 당뇨병이라고 진단한다.

3 혈당치가 '당뇨병형'(❶~❸(의 어느 하나)을 나타내고, 다음 어느 하나의 조건이 충족된 경우에는 당뇨병이라고 진단한다.

- 당뇨병의 전형적 증상(구갈, 다음, 다뇨, 체중감소)의 존재
- 확실한 당뇨병망막증의 존재

4 과거에 위에 기술한 ❶~❸의 조건이 충족되었던 것이 확인되는 경우에는, 현재의 검사치가 위의 조건에 합치하지 않아도 당뇨병이라고 진단하거나, 당뇨병이라는 의심을 가지고 대응한다.

전문의로부터의 메시지

- 당뇨병과 치주병은 상호 관련되어 있다는 점이 주목받고 있다. 혈당 조절의 개선으로 치주병의 진전이 억제되고, 치주병의 치료로 혈당 조절이 개선되는 것이 시사되고 있다.
- 치과치료 시에는 혈당 조절을 양호하게 하는 것이 바람직하지만, 저혈당의 위험에도 주의해야 한다.
- 당뇨병 합병증이 많은 경우나 다제 복용하고 있는 경우는, 치과치료의 안전성이나 주의점에 관해서 가능한 한 당뇨병 치료의사에게 확인하는 것이 바람직하다.

2 골다공증 환자

 이것이 포인트

❶ 문진으로 골다공증의 유무(원발성 or 속발성), 현재의 상태, 골절의 기왕, 검사치(골밀도 등), 치료력 등을 확인한다.

- 문진의 포인트
  - ▶원발성 or 속발성 (갑상선기능항진증, 쿠싱증후군, 성선기능저하증, 당뇨병, 스테로이드제 장기 투여)
  - ▶골밀도 등 검사치도 포함하여, 현재의 상태를 파악한다.
  - ▶척추의 압박골절이나 대퇴골, 요골 등의 골절의 기왕, 인공관절치환술의 기왕의 유무를 확인한다
  - ▶치료 상황에 관해서 (치료제의 종류/표4, 치료기간 등)

❷ 골다공증 환자는 골절을 일으킬 위험성이 높으므로, 진료실 내에서의 이동이나 진료용 체어로의 이동 시에 넘어지지 않도록 간호한다.

❸ 흉추나 요추가 변형되어 귀배증이 생기거나나 허리의 굴곡이 현저해진다. 치료 중에는 등이나 허리의 변형에 맞추어 베개, 모포 등을 이용하며, 의자등판의 각도도 고려하여 환자에게 가장 편안한 체위로 한다.

❹ BP제제나 항RANKL 모노클로널 항체제제(플라리아®)를 사용하고 있을 가능성이 있으니, 반드시 확인하고, 사용하고 있는 경우는 악골괴사 발증 예방에 유의한다.

❺ 속발성 골다공증이면 그 전신질환에 관해서도 배려가 필요하다. 장기인공투석 환자에게도 골취약성이 생겼을 가능성이 있는 점에 주의한다.

❻ 진통제를 사용하고 있는 경우가 있으므로, 중복 투여를 피한다.

❼ 충분히 저작할 수 없는 고령환자, 특히 여성은 골염량 수치가 낮다는 점이 알려져 있다. 또 교합이 불안정한 고령자는 평형기능이 떨어져 있다는 점도 알려져 있다. 자주 넘어지게 되어, 골절되기 쉽다. 이와 같은 관점에서 저작능력을 높이기 위한 치과적 처치는, 고령자의 전도·골절을 방지하기 위해서도 중요하다.

골다공증의 정의

- 골다공증은 저골량과 골조직 미세구조의 파탄으로 특징지어지는 질환이며, 골의 취약성 항진과 골절위험률의 증대로 결부된다.

》》원발성 골다공증의 진단기준 (일본골대사학회) (표5)

❶ 취약성 골절 있음
- 골밀도가 YAM(young adult Mean : 20~44세의 약년 성인여성의 평균 골량)의 80% 미만, 또는 척추X선상에서 골다공화가 있는 경우(=저골량)가 원인으로, 경미한 외력에 의해서 발생한 비외상성 골절.
- 골다공증의 진단기준치는 YAM의 70%이며, 취약성 골절이 있는 경우에는 YAM의 80%에서 진단하도록 규정되어 있다.
- 골절부위는 척추, 대퇴골경부, 요골원위단, 기타.
❷ 취약성 골절 없음
- 골밀도가 YMA의 70% 이하 또는 -2.5 SD 이하.

■ 치과치료 시 유의해야 할 사항

치료를 받고 합병증 없이 안정되어 있는 환자

- 골염량 등 확인하고, 통상대로 치과치료를 한다. 일반적으로 약물치료 6개월부터 1년 정도로 골의 취약성이 개선된다.
- BP제제 또는 항RANKL 모노클로널 항체제제를 사용하고 있는 환자에게는 악골괴사가 발증하지 않도록 최대한 배려해야 한다(참조 BP제제, 항 RANKL 모노클로널 항체제제 사용 환자의 항 p.20~).

표4 골다공증의 대표적인 치료제

분류	일반명	상품명	작용기서
칼슘제제	L-아스파라긴산 칼슘	아스파라®-CA	장관에서의 칼슘흡수 증가
활성형 비타민D_3제제	알파칼시돌	알파롤® 원알파®	장관에서의 칼슘흡수 증가
	칼시트리올	로칼트롤®	
활성형 비타민D_3	엘데칼시톨	에디롤®	
비타민K_2제제	메나테트레논	글라케이®	골형성촉진
부갑상선호르몬	테리파라티드	포르테오® 테리본®	골형성촉진
칼시토닌제제	엘카토닌	엘시토닌®	골흡수억제
비스포스포네이트제제	에티트론산	다이드로넬®	골흡수억제
	알렌드론산	포사마크® 보나론®	
	리세드론산	악토넬® 베넷트®	
	미노드론산	보노테오® 리칼본®	
	이반드론산	본비바®	
항RANKL 모노클로널 항체	데노스맙	플라리아®	골흡수억제
이프리플라본	이프리플라본	오스텐®	골흡수억제
에스트로겐제제	에스트라디올	쥬리나®	골흡수억제
선택적 에스트로겐 수용체 모듈레이터 (SERM)	라록시펜 바제독시펜	에비스타® 비비안트®	골흡수억제

표5 골다공증의 대표적인 치료제

	골밀도치[주1]	척추X선상 골다공화[주2]
정상	YAM의 80% 이상	없음
골량 감소	YAM의 70~80% 미만	의심 있음
골다공증	YAM의 70% 미만	있음

주1 : 골밀도는 원칙적으로 요추 골밀도로 한다.
주2 : 척추X선상에서 골다공화의 평가는 골위축도 판정기준을 참고로 해서 한다.

골절의 기왕력이나 인공관절치환술을 받은 경우

- 특히 치료 시의 체위는 체간의 변형을 고려하여, 환자가 가장 편안한 포지션을 설정하고, 장시간의 처치는 가능한 한 피한다.
- 발치 등을 할 때에는 악골의 취약성도 고려해야 한다. 치조골 골절이나 하악골 골절을 야기하지 않도록 배려한다.
- 인공관절치환술을 받은 환자는 출혈을 수반하는 치과처치를 할 때 인공관절로 혈행성 감염이 발생할 잠재적 위험이 높은 경우(표6)에는 항균제를 반드시 예방 투여한다. 투여법은 감염성 심내막염에 대한 예방법에 준하는 것이 타당하다고 생각된다(참조 심장판막증 환자의 항 p.63~).
- BP제제 또는 항RANKL 모노클로널 항체제제를 사용하는 환자는 악골괴사가 발증하지 않도록 최대한 배려한다(참조 BP제제, 항RANKL 모노클로널 항체제제 사용 환자의 항 p.20~).
-

표6 인공관절로의 혈행성 감염의 잠재적 위험이 높은 환자

1	2년 이내에 관절치환술을 받은 환자	
2	면역 저하, 면역 억제가 있는 환자	
	· 류머티스관절, 전신성 홍반성 낭창 등 염증성 관절증이 있는 환자 · 화학요법, 방사선요법에 의한 면역 저하 환자	
3	다음의 합병증이 있는 환자	
	· 과거에 인공관절감염이 있었다. · 저영양 · 혈우병	· HIV감염 · 당뇨병 · 악성종양

(J Am Dent Assoc 134 : 895-899, 2003에서 인용, 일부 개편)

전문의로부터의 메시지

- BP제제 복용 환자에게 휴약이 필요한 경우는 반드시 처방의에게 연락을 취한다.
- 넘어져서 발생하는 골절 예방책에는 시력 저하의 가능성도 고려한다.
- 잔존치아 수가 20개 미만이거나 원배(円背, 척추가 C자형으로 휘게 되는 것), 야윔도 골다공증의 위험요소이다.

■ **참고문헌**

1) 上田裕, 須田英明 외 : 유질환자, 고령자 치과치료 매뉴얼. 의치약출판, 도쿄, 1996.

2) Arch Surg 141 : 375-380, 2006.

3) 小谷順一郎, 田中義弘 : 알고 싶은 것을 바로 알 수 있는 고령자 치과의료. 영말(永末)서점, 교토, 2008.

4) 나가사키현 보험의협회 : 질환이 있는 환자의 치과치료 개정판. 나가사키 보험의협회, 나가사키, 2011.

5) J Am Dent Assoc 134 :895-899, 2003.

제4장 치매(인지증) 환자

 이것이 포인트

❶ 치매(인지증)와 저작기능의 관계가 지적되고 있으며, 또 오연성 폐렴 예방을 위해서도 치과적 개입이 중요하다.

❷ 간병인과 함께 문진실로 들어오지만, 환자의 자존심이 손상되지 않도록 가능한 한 환자와 직접 면접하고, 간병인에게서 보충 설명을 듣는다.

● 문진의 포인트

  ▶ 치매(인지증)의 진행도를 파악한다. 면접 정도로 파악할 수 있지만, 상세한 내용은 주치의에게 자문을 구하여 중증도를 확인한다. FAST(표1)를 참고로 하면 이해하기 쉽다.

  ▶ 복용약제를 확인한다. 치매(인지증) 치료제, 향정신제, 항간질제, 항혈전제 등

  ▶ 신체합병증, 정신증상의 유무 파악

❸ 잘못 삼킬(오연) 위험이 있으므로 주의해야 한다.

❹ 기억장애가 있으므로 분쟁을 피하기 위해서, 치료방침 등의 설명내용은 진료기록부에 상세히 기재해 둔다.

표1 FAST (알츠하이머병의 진행도 판정기준 : Functional Assessment Staging Test)

Stage	임상진단	특징
1	정상 성인	주관적으로나 객관적으로 기능장애 없음.
2	정상 노화	물건을 둔 곳을 잊거나, 건망증을 호소. 환어의 어려움 있음.
3	경계영역	직업상의 복잡한 일을 할 수 없다. 숙련을 요하는 일에서는 기능저하가 동료에 의해 확인된다. 새로운 장소로 여행하는 것이 어렵다
4	경도	파티의 계획, 쇼핑, 금전관리 등 일상생활에서 복잡한 일을 할 수 없다.
5	중등도	TPO에 맞는 적절한 옷을 고르지 못한다. 목욕하기 위해서 설득해야 하는 경우도 있다.
6a	약간 중도	혼자 힘으로는 옷을 순서대로 바르게 입지 못한다.
6b		목욕에 도움이 필요하고, 목욕을 싫어한다.
6c		화장실의 물을 내리는 것을 잊거나, 닦는 것을 잊어 버린다.
6d		요실금
6e		변실금
7a	중도	최대 약 6개로 한정된 언어기능의 저하
7b		이해할 수 있는 어휘는 '네' 등, 단 1개의 단어가 된다.
7c		보행능력의 상실
7d		앉은 자세의 유지기능 상실
7e		웃는 얼굴의 상실
7f		두부 고정 불능. 최종적으로는 의식상실 (혼미 · 혼수)

(神恒一 : 일노의지 49 : 419-424, 2012에서 인용)

■ **치과치료에서 유의해야 할 사항**

경증 · 중등도장애 환자 (FAST/Stage 4~5)

거의 통상대로 치과치료가 가능하지만, 기억장애가 있으므로 분쟁을 피하기 위해 설명내용이나 승낙을 얻은 내용 등에 관해서, 진료마다 진료기록부에 기재한다.

중도장애 환자 (FAST/Stage 6~7)

- 치과치료는 가능하지만, 환자 스스로 판단하거나 문제 해결하는 것이 어렵거나 불가능하여, 치과의사의 지시나 요구를 이해할 수 없으므로, 치료내용이 제한을 받는다.
- 가족 또는 간병인에게 확인하면서 치료를 진행한다.
- 진료실로 들어오는 동작과 치료에 이르기까지 많은 보조가 필요하다.
- 환자가 편안한 자세에서 치료하며, 장시간의 치료를 피한다.
- 정신증상이 심한 경우나 완고하게 치료를 거부하는 경우에는 종합병원 치과에 의뢰한다.

전문의로부터의 메시지

- 인지증은 기억장애(건망증) 뿐 아니라, 이해력의 저하나 판단력의 저하 등, 여러 가지 고차뇌기능장애가 출현하여, 생활을 어렵게 하지만, 한편으로 감정이나 자존심 등이 유지되는 기능도 하는 등 여러 가지이다. 대부분은 이해가 가능한 언동이라는 점을 전하고 싶다.

■ 참고문헌
1) Hughes CP et al : A new clinical scale for the staging of dementia. Br J Psychiatry 140 : 566–572, 1982.
2) Tanaka H et al. : Relationship between dementia severity and behavioural and psychological symptoms in early-onset Alzheimer's disease. Psychogeriatrics.
3) 小谷順一郎, 田中義弘 : 알고 싶은 것을 바로 알 수 있는 고령자 치과의료. 영말(永末)서점, 교토, 2008.
4) 나가사키현 보험의협회 : 질환이 있는 환자의 치과치료 개정판. 나가사키 보험의협회, 나가사키, 2011.

제5장 임신 환자・수유부 환자

 이것이 포인트

❶ 임신의 가능성에 관해서 반드시 문진한다. 임신한 경우에는 임신 주수, *입덧, 임신고혈압증후군(임신 중독증)의 유무 등에 관해서 확인한다.

❷ 혈압을 측정하여 고혈압의 유무를 체크한다. 임신고혈압증후군이 판명되거나 의심스러운 경우에는 산과주치의에게 자문을 구하여, 병태를 파악하고, 가능하면 종합병원 치과에 의뢰한다

● **문진의 포인트**
 ▶임신의 가능성 (본인도 깨닫지 못한 임신 전기가 최기형성일 위험이 가장 높다)
 ▶임신의 유무
 ▶임신주수
 ▶입덧의 유무, 중증도
 ▶임신고혈압증후군의 유무 (불분명하면 혈압 측정)

❸ X선 사진의 촬영은 가능한 한 피한다(촬영은 가능하지만, 위험 회피를 위해 반드시 필요할 때 이외에는 피한다). 어쩔 수 없이 촬영할 때에는 안전성에 관해서 충분히 설명한 후에, 반드시 방호복을 착용하게 한다.

❹ 투약에 관해서는 치료상의 유익성이 위험성을 상회한다고 판단한 경우만 최소필요량을 투여(첨부 문서를 반드시 확인한다/표1)한다.

❺ 최기형성의 가능성이 있는 시기는 임신 4주~15주말(기관형성기)이지만, 임신 중에 투여해서는 안 되는 약제(표2)를 제외하면, 약제를 복용하지 않는 경우에 일어날 수 있는 선천이상의 발생률(3~5%)을 증가시키는 경우는 거의 없다.

⑥ 안정기(임신 5개월~7개월)에서의 치료가 바람직하다.

⑦ 태아의 동맥관 수축이 문제가 되는 것은 임신 7개월 이후이다. NSAIDs의 투여는 절대금기이다.

⑧ 임신 후기의 체위는 리클라이닝 포지션 또는 좌측 앙와위가 좋다.

⑨ 치료 중은 가능한 한 심신의 스트레스를 주지 않도록 배려한다. 국소 마취가 필요할 때에는 표면마취제를 병용한다(단, 표면마취제는 에스테르형이 많아서 알레르기 반응에 주의해야 한다).

⑩ 임신 중의 중증 치은염이나 치주병을 방치하면, 저체중 조산의 위험이 높아지는 점, 임신기간을 통해서 예방처치가 중요하다는 점을 설명한다.

⑪ 대부분의 약제는 모유로 이행된다고 알려져 있다. 그 양은 모친의 투여량의 1% 미만이라고 하여 큰 문제는 없지만, 가능하면 투여기간 중에는 인공유로 대체하는 것도 고려한다.

표1 약제의 첨부 문서에 관해서

① 투여하지 말 것 (금기)
② 투여하지 않는 것이 바람직하다
③ 치료 상의 유익성이 위험성을 상회한다고 판단한 경우에만 투여
④ 기재 없음

※ 임부 · 산부, 수유부에 대한 투여에서, ③ · ④의 기재가 있을 때만 투여가 가능하다.

*입덧
임신으로 오심 · 구토, 식욕부진의 소화기 증상을 총칭하여 '입덧'이라고 한다.

표2 임신 중에 투여해서는 안 되는 약제

약 제	영 향	증 상
아미노글리코시드계 항균제	태아독성	비가역성 제Ⅷ 뇌신경장애
테트라사이클린계 항균제	태아독성	치관의 착색, 에나멜질 형성부전, 급성 지방간
뉴키노론계 항균제	태아독성	관절이상
NSAIDs	태아독성	동맥관 수축·폐쇄, 신생아 지속 폐고혈압증, 양수 과소, 분만 지연, 예정일 초과
에트레티나트 (티가손®)	최기형성	최기형 (남성도 피임이 필요)
비타민 A (초코라®A)	최기형성	최기형
ACE 저해제	태아독성	태아 저혈압, 양수 과소, 폐저 형성, 호흡장애, 태아·신생아 사망
왈파린	최기형성	최기형 (임신 중을 통해서 위험, 형태적 이상)
페니토인	최기형성	최기형 (히단토인증후군, 태아이상으로 정신발달지체, 심장기형, 구개열, 수두증 등이 나타난다)

표3 임신 전기의 태아로의 영향

주 수	영 향
무영향기 (임신 3주말까지)	All or None의 시기
절대 과민기 (임신 4주부터 7주말까지)	기형의 발생과 관련되는 중요한 시기
상대·비교 과민기(임신 8주부터 15주말까지)	최기형성으로는 태아의 약제에 대한 감수성 저하

치과치료 시에 유의해야 할 사항

임신 전기 (임신 0주~15주)

· 유산 (조기유산), 입덧, 기형의 발생에 유의한다.
· 최기형성에 최대한 주의를 기울인다(표3).

≫급성 증상이 없는 경우

· 응급처치에 그치고, 안정기 또는 출산 후에 본격적으로 치료한다.
· 임신 중에는 치은염이나 충치가 되기 쉬운 점, 임신 중의 치은염이나 치주병이 저체중 조산 (임신 37주 미만, 체중 2,500 g 미만)의 원인이 될 수 있는

점을 설명하고, 정기적 예방처치를 권한다.

》》급성 증상이 있는 경우

- 치료상의 유익성이 위험성을 상회한다고 판단한 경우에는 충분히 설명하여, 동의를 얻은 후에 치료한다.
- 입덧이 심한 경우에는 치료에 수반하는 스트레스를 최소화하도록 배려한다.
- 마취가 필요한 경우 → 치과용 키시로카인®(염산리도카인)을 사용하고, 절개나 발수처치를 한다. 모체 혈중농도의 1/2의 농도로 태아에게도 이행되지만, 치과용 키시로카인® 카트리지 2~3대까지는 거의 영향이 없다. 표면마취를 반드시 병용한다.

》》투약이 필요한 경우

❶ 소염진통제 (표4)
- 카로날®(아세트아미노펜)을 5~10 mg/kg을 1회요법으로 처방한다.
- 진통이 심하여 카로날® 투여로 대응할 수 없을 때는 소세곤®, 펜타딘®(펜타조신)을 15 mg~30 mg을 근육주사한다.

❷ 항균제
- 페니실린계, 세펨계, 마크로라이드계(지스로맥®) 약제, 포스포마이신, 린코마이신계 약제를 최소량 투여한다(FAD의 약제 태아 위험도 분류기준 카테고리 B에 속하는 항균제의 사용이 가능/표5).
- 테트라사이클린계, 뉴키노론계, 아미노글리코시드계 약제는 금기

❸ 건위소화제 · 소화성 궤양용제
- 셀벡스®(테프레논), 무코스타®(레바미피드), 프로맥®(포라프레딩), 마즈렌®(아즈렌설폰산나트륨) 등이 가능하다.

표4 FAD의 약제 태아 위험도 분류기준 카테고리 B(임신기간 중에 사용한 경우 태아에 대한 장애의 가능성이 낮다)에 속하는 진통제 일람

NSAIDs	부루펜®(이부프로펜) (임신 말기에는 투여하지 않는 것이 바람직하다)
염기성	소란탈®(티아라미드)
기타	카로날®(아세트아미노펜), 소세곤®, 펜타딘®(펜타조신)

표5 FAD의 약제 태아 위험도 분류기준 카테고리 B (임신기간 중에 사용한 경우 태아에 대한 장애가 낮다)에 속하는 항균제 일람

종 류	내복제	주사제
페니실린계	사와실린®, 파세토신®(아목시실린수화물) 비크시린®(암피실린수화물) 펜굿®(바캄피실린염산염) 유나신®(설타미실린토실산염수화물) 등	주사용 페니실린G칼륨(벤질페니실린칼륨) 비크시린®(암피실린수화물) 펜트실린®(피페라실린나트륨) 비크시린S®(암피실린＋크록사실린) 등
β-락타마제 저해제	오구멘틴®(아목시실린수화물＋클라불 란산칼륨)	유나신-S®(암피실린나트륨＋설박탐나트륨) 조신(타조박탐나트륨＋피페라실린나트륨)
세펨계	캐프랄®(세파크롤) 케프렉스®, 라리키신®(세파락신) 오라스포아®(세프록사딘수화물) 오라세프®(세푸록심악세틸) 세프존®(세프니딜) 메이액트MS®(세프디토렌피복실) 세프스판®(세픽심) 토미론®(세프테람피복실) 바난®(세프포독심프록세틸) 프로목스(세프카펜피복실염산염수화물) 등	세파메진α®(세파조린나트륨) 판스포린®, 하로스포어®(세포티암염산염) 세프메타존®(세프메타졸나트륨) 메이세린®(세프미녹스나트륨수화물) 후루마린®(플로목세프나트륨) 크라포란®, 세포탁스®(세파탁심나트륨) 베스트콜®(세프메녹심염산염) 로세핀(세프트리악손나트륨수화물) 모다신(세프타지딤수화물) 시오마린(라후타지지무수화물) 파스토신(세포조프란염산염) 맥시핌(세페핌염산염수화물) 등
마크로 라이드계	에리스로신®(에리스로마이신) 지스로맥®(아지스로마이신수화물)	
린코 마이신계	다라신®(클린다마이신) 린코신®(린코마이신염산염수화물)	다라신®S(클린다마이신) 린코신®(린코마이신염산염수화물)
기타	오스미신®(포스포마이신칼슘수화물)	오스미신®S(포스포마이신칼슘수화물)

(오늘날의 치료제 해설과 편람 2016에서 발췌)

- 프로톤 펌프 저해제(PPI, Proton pump inhibitor)의 사용은 피한다.

임신 중기 (임신 16주 0일 ～ 27주)

- 안정기이지만, 절박유산, 임신고혈압증후군, 절박조산에 유의한다.
- 임신고혈압증후군이 있는 경우에는 산과주치의에게 자문을 구하여, 혈압이나 합병증의 상황을 파악한다.

임신고혈압증후군 (표6, 7)

• 임신 20주 이후, 분만 12주까지 고혈압이 나타나는 경우, 또는 고혈압에 단백뇨를 수반하는 경우 중 어느 하나이며, 또 이 증상들이 단순한 임신 우발증에 의한 것이 아닌 것을 말한다.

≫급성 증상이 없는 경우

• 임신 5개월~7개월경이 가장 안정되어 있어서, 통상의 치과치료가 가능하지만, 필요한 치료에 그친다.

표6 병형 분류

병 형	증 상
① 임신고혈압신증	고혈압에 단백뇨를 수반한다.
② 임신고혈압	
③ 하중형 고혈압신증	고혈압 또는 단백뇨가 존재하고, 임신 20주 이후 여기에 고혈압 또는 단백뇨가 하중하는 경우. 또는 임신 20주 이후 고혈압, 단백뇨의 양쪽 또는 어느 하나가 악화되는 경우.
④ 자간(子癎)	임신 20주 이후에 처음 경련발작을 일으키고, 간질이나 2차성 경련이 부정되는 것.

표7 임신고혈압증후군이 모체와 태아에게 미치는 영향

모체에 미치는 영향	태아에 미치는 영향
응고선용계의 이상(출혈 경향)	자궁내 태아발육지연(IUGR)
신장기능장애	태아저산소증
간장기능장애	
중추신경이상	
순환이상	

≫급성 증상이 있는 경우

• 치료상의 유익성이 위험성을 상회한다고 판단한 경우에는 충분히 설명하여, 동의를 얻은 후에 치료한다.
• 무통처치에 유의한다.

• 가능하면 종합병원 치과에 치료를 의뢰한다.

》 마취가 필요한 경우
• 치과용 키시로카인®을 이용하여, 절개나 발수처치를 한다.
• 모체 혈중농도의 1/2의 농도로 태아에게도 이행한다.
• 치과용 키시로카인® 카트리지 2~3대까지는 거의 영향을 미치지 않는다.

》 투약이 필요한 경우
• 최기형성의 시기는 지났지만, 태아의 성장발육에 영향을 미치는 약제도 있
 으므로 주의한다.

❶ 소염진통제
• 카로날® (아세트아미노펜)을 5~10 mg/kg을 1회요법으로 처방한다.
• 동통이 심하여 아세트아미노펜 투여로 대응할 수 없을 때는 소세곤®(펜타조
 신)을 15 mg~30 mg을 근육주사한다.

❷ 항균제
• 페니실린계, 세펨계, 마크로라이드계(지스로맥®), 포스포마이신, 린코마이
 신계 약제를 최소량 투여한다(표4 : FAD의 약제 태아위험도 분류기준 카
 테고리 B에 속하는 항균제의 사용이 가능).
• 테트라사이클린계, 뉴퀴노론계, 아미노글리코시드계 약제는 금기

❸ 건위소화제 · 소화성 궤양용제
• 셀벡스®(테프레논), 무코스타®(레바미피드), 프로맥®(폴라프레징크), 마
 즈렌®(아즈렌설폰산나트륨) 등이 가능하다.
• 프로톤 펌프 저해제(PPI, Proton pump inhibitor) 사용은 피하는 편이 좋다.

임신 후기 (임신 28주~)

• 임신고혈압증후군(임신중독증), 절박조산, 태아의 동맥관 수축에 유의한다.
• 체위는 리클라이닝 포지션으로 하고, 태아의 혈류장애를 초래하지 않도록
 주의한다.
• 임신고혈압증후군이 있는 경우에는 치과치료로 병태를 악화시킬 수 있으므
 로 산부인과 주치의에게 의뢰하여야 한다.

- 무통처치에 유의한다.
- 가능하면 종합병원 치과에 치료를 의뢰한다.

》 급성 증상이 없는 경우
- 최소한으로 필요한 치료에 그치고, 출산 후에 본격적인 치료를 시작한다.
- 출산 후 2개월 경과 무렵부터 임신의 영향도 없어지므로 통상의 치과치료가 가능해진다.

》 급성 증상이 있는 경우
- 치료상의 유익성이 위험성을 상회한다고 판단한 경우에는 충분히 설명한 후에 치료한다.
- 임신고혈압증후군이 있는 경우에는 산부인과 치료로 병태를 악화시킬 수도 있으므로 산부인과 주치의에게 자문을 구한다.
- 가능하면 종합병원 치과에 치료를 의뢰한다.

》 마취가 필요한 경우
- 치과용 키시로카인®을 사용하여, 절개나 발수처치를 한다.
- 모체 혈중농도의 1/2의 농도로 태아에게도 이행한다.
- 치과용 키시로카인® 카트리지 2~3대까지는 거의 영향을 미치지 않는다.
- **시타네스트－옥타프레신(프로피토카인/페리프레신)은 자궁수축작용과 분만 촉진작용이 있어서 임신 후기에는 사용하지 않는다.**

》 투약이 필요한 경우
- 자궁 수축이나 동맥관 수축으로 태아에 미치는 영향에 유의한다.
① 소염진통제
- 카로날®(아세트아미노펜)은 FAD 약제 태아 위험도 분류기준에서는 카테고리 B로 되어 있지만, 최근, 일본에서 본제의 동맥관 수축작용이 보고되어, 첨부 문서에도 '임신 후기의 임부에게 투여하여 동맥관 수축을 일으킨 적이 있다'고 추가 기재되었다. 그 때문에 사용하지 않는 편이 좋다.
- 다른 NSAIDs는 절대금기(동맥혈관 수축작용이 있어서, 사산 보고도 있다).
- 동통이 심하여 카로날 투여로 대응할 수 없을 때는 소세곤®(펜타조신)을

15 mg~30 mg을 근육주사한다.

❷ 항균제

- 페니실린계, 세펨계, 마크로라이드계(지스로맥®), 포스포마이신, 린코마이신계 약제를 최소량 투여한다(표4 : FAD의 약제 태아 위험도 분류기준 카테고리 B에 속하는 항균제의 사용이 가능).
- **테트라사이클린계, 뉴퀴노론계, 아미노글리코시드계 약제는 금기**

❸ 건위소화제 · 소화성 궤양용제

- 셀벡스®(테프레논), 무코스타® (레바미피드), 프로맥®(폴라프레징크), 마즈렌®(아즈렌설폰산나트륨) 등이 가능하다.
- 프로톤 펌프 저해제(PPI, Proton pump inhibitor) 사용은 피하는 편이 좋다.

수유부

- 대부분의 약제는 모유로 이행한다고 알려져 있지만, 그 양은 수유부 투여량의 1% 미만이다.
- 첨부 문서에는 대부분의 약제에서, 「신생아, 유아에 대한 안전성이 확립되어 있지 않다」, 「**투여할 때에는 수유를 삼가해야 한다**」고 되어 있으므로 주의한다.
- 반드시 투여가 필요한 경우에는 「Medications and Mother's Milk 2014 기준」을 참고로, 안전성이 높은 L1, L2 카테고리에 속하는 약제(표8, 9)를 충분히 설명한 후에 투여한다. 그 다음에 가능하면, 투여기간 중에는 인공유로 변경한다.

X선 사진을 촬영한 후에 임신을 알게 되었을 때의 대응

- 임신 초기를 포함한 전 기간을 통해서, 치과의원에서 촬영하는 X선 사진은 안전하여 지장이 없다는 점을 표11, 12, 13을 보여주면서 설명한다.

표8 수유부(유아)에 대한 약제의 위험도 표시

카테고리	Medications and Mother's Milk 2014 기준
L1	적합 compatible
	대부분의 수유부가 사용하지만, 유아에 대한 유해보고 없음. 대조시험에서도 유아에 대한 위험이 나타나지 않아, 유아에게 해가 미칠 가능성은 거의 없다. 또 경구 섭취해도 흡수되지 않는다.
L2	대체로 적합 probably compatible
	소수례의 연구에 한정되지만, 유아에게 유해하다는 보고 없음. 위험의 가능성이 있는 근거는 거의 없다.
L3	대체로 적합 probably compatible
	수유부의 대조시험은 없지만, 태아에게 부적합한 영향이 나타날 가능성이 있다. 또는 대조시험에서 매우 경미하여 위험성이 없는 유해작용밖에 나타나지 않는다. 잠재적인 유익성이 잠재적인 위험을 능가하는 경우만 투여
L4	악영향을 미칠 가능성 있음 possibly hazardous
	유아나 모유생산에 위험하다는 명백한 근거가 있지만, 수유부의 유익성이 유아에게 위험함을 상회하는 경우는 허용
L5	위험 hazardous
	수유부의 연구에서 유아에게 중대하고 명백한 위험이 사람의 사용 경험을 근거로 나타나고 있다. 따라서 유아에게 중대한 장애를 일으킬 위험이 높다. 모유수유 여성은 금기

(Hale TW : Medications and Mother's Milk 2014에서 발췌 개편 : 오늘날의 치료제 해설과 편람 2016에서)

- 치과용 X선 사진촬영에 의한 방사선량은 매우 낮으며(표11), 촬영하는 부위도 복부가 아니라 안면부이다. 또 방호복으로 보호되고 있어서, 난소나 자궁에는 극히 미량의 방사선이 흡수될 뿐이다(표12). 따라서 치과용 X선 사진촬영에서 태아(胎芽)·태아(胎兒)에 미치는 영향은 적다.
- 유산이나 기형은 100 mSv 이상의 방사선량을 받지 않으면 일어나지 않는다(표13). 한 번에 1,000장의 치과용 덴탈 X선 사진을 촬영해도 이 선량을 넘지 않는다.
- 월경 개시부터 10일간은 임신의 가능성이 거의 없으므로, X선 사진촬영에는 안전한 시기이다(10 days rule).

표9 수유부(유아)에게 비교적 안전하게 투여 가능한 항균제 및 진통제

항균제		L1 (적합)		L2 (대체로 적합)	
		내복제	주사제	내복제	주사제
항균제	페니실린계	비크시린® 비크시린®S 아모린® (아목시실린수화물) 사와실린® 파세토신®	비크시린® 비크시린®S	벤토실린®	
	β-락타마 제저해제	오다멘틴®	유나신®-S		설페라존® (설박탐나트륨 +세포페라존나트륨)
	세펨계	케프랄® L-케프랄® 세프존®	로세핀® 세파메진®α 세파조린 Na® (세파조린나트륨) 모다신®	오라세프® 세프템® (세프티 부텐수화물) 메이액트 MS® 세프스판® 바난®	크라포란® 세포탁스® 세포페라딘® (세포페라존나트륨) 세포비드® (세포페라존나트륨) 맥시핌®
	마크로 라이드계	클라리스® 클라리시드®		지스로맥® 지스로맥®SR	
	린코 마이신계			다라신®	그라신®S 클린다마이신® (클린다마이신인 산에스테르)
	뉴퀴노론계			타리비드® 크라비트®	
	카르바 페넴계				티에남® (이미페넴수화물 +실라스타틴나트 륨키트)
	모노박탐계				아작탐® (아즈트레오남)
	글리코 펩티드계		염산반코마이신® (반코마이신염산염)		

항균제	아미노 글리코 시드계				겐타신® (겐타마이신유산염) 토브라신® (토브라마이신) 아미카신유산염 (아미카신유산염) 아미카마이신® (아미카신유산염)
	진통제	카로날® 알피니® (아세트아미노펜) 부르펜® (이부프로펜)		볼타렌® 볼타렌®SR (디클로페낙나트륨) 나볼®SR 세레콕스®	

(오늘날의 치료제 해설과 편람 2016에서 발췌)

표10 수유 시 금기 약제

세포독성	면역억제제, 항암제
난용약물	코카인, 헤로인, 마리화나
방사성약품	테크네슘 99 m, 요드 123 등

표11 X선 사진촬영에 의한 방사선량

X선 사진장치		방사선량 (실효선량)*	비 고
구내법 덴탈	아날로그 디지털	10~30 μSv 3-7 μSv	디지털방식에서는 통상의 1/5 정도 의 실효선량
파노라마	아날로그 디지털	20~30 μSv 5 μSv	디지털방식에서는 통상의 1/5 정도 의 실효선량
두부 CT		500 μSv	
치과용 콘빔 CT		30~90 μSv	의과용 CT로 촬영한 경우의 1/10 정 도의 실효선량

*기종, 조사범위, 조사조건에 따라서 차이가 있다

표12 치과용 X선 사진촬영에 의한 난소 피폭량

치과용 X선 사진	난소 피폭량
구내법 덴탈 1장	0.009 μSv
파노라마 1장	0.078 μSv

표13 임부가 X선 사진촬영으로 받는 피폭의 영향

피폭의 영향		한계
유 산	유산은 착상 전기에 가장 많으며, 기관형성기의 피폭으로도 일어난다.	100 mSv 이상
기 형	외표 · 내장기형은 기관형성기에만 일어난다.	100~200 mSv
발달지연	임신 2주부터 출생까지의 기간에서 나타난다.	100 mSv 이상
정신지체	임신 8~15주에 가장 흔히 발생하고, 16~25주에도 일어난다.	120 mSv 이상

■ 전문의로부터의 메시지

- 특히 주의할 점은 임신 30주 이후는 NSAIDs를 사용하지 않는다는 점이다.
- 약제 사용에 관해서 혼란스러우면, 임신검진을 받고 있는 산부인과에 거리낌 없이 문의한다.
- 20주 이후이면 태동의 자각이 있을 것이므로, 진료할 때에 '평소대로 태아가 움직이고 있습니까?'라고 확인한다.

■ 참고문헌
1) 林 昌洋 외 : 지금 이것만은 알아두기 바란다! 임신 · 수유와 약 Q&A 제2판. 시보. 도쿄. 2013.
2) 上田裕, 須田英明 외 : 유질환자 · 고령자 치과치료 매뉴얼. 의치약출판. 도쿄. 1996.
3) 일본화학요법학회, 일본감염증학회 : 항균제 사용의 가이드라인. 일본화학요법학회. 도쿄. 2005.
4) 방사선기사회 잡지 47권 : 1694-1750. 2000.
5) 일본의사회잡지 124권 : 367-370. 2000.
6) 나가사키현 보험의협회 : 질환이 있는 환자의 치과치료 개정판. 나가사키 보험의협회. 나가사키. 2011.
7) 일본미숙아신생아학회 잡지 : 22권. 602. 2010.
8) 浦部晶夫, 島田和幸, 川合眞一 편 : 오늘날의 치료제 2016. 남강당. 도쿄. 2016.

제6장 호흡기질환 환자

1 기관지천식 환자

  이것이 포인트

❶ 문진으로 병상(중증도나 발작상황 등), 발작의 유인, 약물 알레르기의 유무, 조절 상태(사용 약제의 체크) 등을 파악한다. 필요하면 주치의에게 자문을 구하여, 안전하게 사용할 수 있는 항균제나 소염진통제의 정보도 얻어둔다.

  ● 문진의 포인트
  ▶ 유형(아토피형, 감염형, 혼합형, 아스피린천식)을 파악한다(표1).
  ▶ 가장 최근에 일어난 발작시기
  ▶ 발작 시의 증상 (중증도의 파악)
  ▶ 발작의 지속시간
  ▶ 발작의 빈도 (중증도의 파악)
  ▶ 발작 시의 대처는 어떻게 하고 있는가?
  ▶ 치료력의 상세한 내용을 확인한다 (사용약제, 최근의 입원력 등)

❷ 정신적 인자가 발작 발생에 관여한다고 알려져 있으며, 대뇌피질을 통해서 콜린작동성 신경의 긴장이 높아지면 기도과민성이 증대된다. 무통처치에 유의하고, 스트레스를 주지 않도록 배려한다.

❸ 자극적인 냄새가 나는 치과용 약물이나 치과재료도 발작을 유발할 수 있으므로 신중히 사용한다.

113

④ 아토피형 천식에서는 에스테르형 국소마취제(프로카인)는 알레르겐이 될 수 있으니 사용을 피한다. 치과용 국소마취제는 아미드형이지만, 방부제·안정제에 함유되는 파라옥시안식향산메틸이나 아류산나트륨도 알레르겐이 될 수 있으니 주의해야 한다(표 2). 치과용 표면마취제에는 에스테르형이 많은 점에 유의한다.

⑤ 흡입치료제를 지참하고 있는 경우에는 미리 그 성분을 확인해 둔다(스테로이드제, 항알레르기제, 로이코트리엔길항제, 테오필린서방제, β2 자극제). β2 자극제를 에피네프린(아드레날린)과 병용하는 것은 금기이다. 테오필린과 마크로라이드계, 뉴키노론계 항균제와 병용하는 것도 금기이다.

⑥ 발작의 전조가 있으면, 즉시 치료를 중지하고 좌위로 한다.

⑦ 기본적으로 중등증 이상의 환자는 종합병원 치과에 의뢰하는 것이 바람직하다.

⑧ 진통제를 사용할 때 산성 NSAIDs(표3) 사용은 금기이며, 염기성 NSAIDs를 사용하지만, 가능한 한 사용은 피하는 편이 좋다. 동통이 심한 경우에는 소세곤®, 펜타딘® (펜타조신)을 사용한다.

⑨ 옆으로 누울 수 없을 정도의 호흡곤란이나 청색증을 확인한 경우에는 긴급치료를 하고, 전문병원으로 구급 이송한다.

표 1 기관지천식의 분류

분 류	증 상
아토피형 (알레르기형)	소아 또는 약년자에게 흔히 나타나고, 알레르기질환의 기왕, 가족력이 있는 경우가 많으며, 알레르겐 침입이 발증에 관여한다.
감염형	40세 이상의 중고년층에 많으며, 기도감염이 발증인자로 작용한다.
혼합형	아토피형 만성화로 기도감염이 합병되어 혼합형이 된다.
아스피린천식	아스피린이나 산성 비스테로이드성 항염증제, 화학물질(타트라딘, 안식향산나트륨 등) 등에 의해서 발작이 유발되는 특이한 타입.

표2 치과용 국소마취제의 종류 (성분 및 첨가물)

상품명	일반명	마취제 함유량 (1A 1.8 mL 중)	혈관수축제의 양 (1A 1.8 mL 중)	첨가물 (방부제 · 안정제)
치과용 키시로카인®	리도카인	36 mg (2%)	에피네프린 22.5 μg	피로아류산나트륨
오라® 주	리도카인	36 mg (2%)	에피네프린 45 μg	피로아류산나트륨
키시레스테신®	리도카인	36 mg (2%)	에피네프린 22.5 μg	아류산나트륨
스칸도네스트®	메피바카인	54 mg (3%)	(-)	(-)
시타네스트- 옥타프레신®	프로피토카인	54 mg (3%)	에피네프린 0.054	파라옥시안식향산메틸
에피리도®	리도카인	36 mg (2%)	에피네프린 22.5 μg	피로아류산나트륨염산

표3 염기성 NSAIDs의 종류

▶ 소란탈® (염산티아라미드) (100 mg) 1 T 1회요법
▶ 메브론® (에피리졸) (100 mg) 1~2 T 1회요법
▶ 펜토일® (에몰파존) (100 mg~200 mg)

■ 기관지천식 중증도 판정기준 (기관지천식 중증도 판정기준 재검토 위원회 보고에 의한다)

천식증상의 정도 (표4)

• 천식증상의 정도는 주로 호흡곤란의 정도로 판정하고, 다른 항목은 참고사항이다.
• 천식증상의 정도가 혼재할 때에는 증상이 무거운 쪽을 취한다.

천식증상의 빈도 (평균횟수)

❶ 1주에 5~7일
❷ 1주에 3~4일
❸ 1주에 1~2일

표4 천식증상의 정도

	천식증상의 정도	호흡곤란	회화	일상생활 동작	청색증	의식상태	참고용 PEF 수치 (%)
A	고도 (대발작)	고통스러워서 움직일 수 없다	어려움	불가능	있음	의식장애 실금 · 정상	측정불능
B	중등도 (중발작)	고통스러워서 옆으로 누울 수 없다	다소 어려움	어려움	없음	정상	50% 이하
C	경도 (소발작)	고통스럽지만 옆으로 누울 수 있다	거의 보통	다소 어려움	없음	정상	50~70%
D	천명 (D1)	쎄-쎄/ 휴-휴	보통	거의 보통	없음	정상	70% 이상
	가슴이 답답하다 (D2)	서두르면 힘들다 달리면 고통스럽다		보통			
N	증상 없음	서둘러도 고통스럽지 않다	보통	정상	없음	정상	80% 이상

표5 중증도의 판정

빈도\천식증상의 정도	A 고도	B 중등도	C 경도	D 천명 (D1)/가슴이 답답하다 (D2)
① 1주에 5~7일	중증	중증	중등증 1	중등증 2
② 1주에 3~4일	중증	중등증 1	중등증 2	경증
③ 1주에 1~2일	중증	중등증 1	경증	경증

중증도

• 중증도는 '발작 호발기간 중 임의의 4주 상태'에 따라서 '과거 1년간'의 중증도로 판정한다.
• 천식증상의 정도와 증상의 빈도로 판정한다 (표5).

≫ 다음의 경우는 중증

❶ 1회라도 의식장애를 수반하는 발작이 있는 경우.
❷ 프레드니솔론 1일 10 mg 이상의 연용을 필요로 하는 경우.
❸ 프레드니솔론 1일 5 mg 이상과 흡입 스테로이드제 1일 600 μg 이상의 연용을 필요로 하는 경우.

≫ 다음 경우는 증상의 빈도에 상관없이 중등증 이상
❶ 부신피질스테로이드제(스테로이드)를 경구 또는 주사로 필요로 하는 경우
❷ 흡입스테로이드제로 1일 400 μg 이상의 연용을 필요로 하는 경우.

≫ 다음의 경우는 경증
• 기관지전식 확장제만으로 조절할 수 있는 경우.

PEF 수치 (peak expiratory flow 수치)

노력성 최대호기류량은 굵은 기관의 폐색 정도의 지표가 된다. Peak flow meter에 의한 PEF 수치는 1초량과 밀접하게 상관하여, 일상의 천식 상태를 파악하는 데 유용하다. 건강인은 일내변동률이 10% 내외이며, 20% 이상 변동하는 경우나 기준치나 자기최고치의 80% 이하인 경우는 기도과민성 상승이나 기도의 수축을 의미한다.
❶ 그린존 (안전역) : 기준치나 자기최고치의 80% 이상
❷ 옐로우존 (주의역) : 기준치나 자기최고치의 80% 이하
❸ 레드존 (위험역) : 기준치나 자기최고치의 50% 이하

■ 준비해야 할 것

❶ 흡입치료제 (환자 지참)
❷ 보스민®
❸ 네오피린®
❹ 데카드론®
❺ 산소흡입장치
❻ 펄스옥시미터
❼ peak flow meter
❽ 스칸도네스트® (에피네프린, 방부제 무첨가 국소마취제)

치과치료에서 유의해야 할 사항

천식의 기왕력이 있지만 조절되고 있는 경우

≫ 과거 1년 이내에 발작이 없다
❶ 과거에 발현한 발작의 정도를 파악해 두고, 치과치료 중에 발작이 일어났을 때에 대응할 수 있도록 해 둔다.

117

❷ 통상대로 치과치료를 하지만, 아토피형이나 아스피린 천식에서는 알레르겐과의 접촉을 피하도록 세심한 주의를 한다.

❸ 국소마취제(표2)는 방부제나 안정제 무첨가인 스칸도네스트® 사용하는 것이 바람직하다.

❹ 발작 시에 테오돌®(테오필린)을 사용하고 있는 환자에게는 마크로라이드계, 뉴키노론계 항균제 사용은 피한다.

❺ 진통제는 소란탈®(티아라미드) 등의 염기성 NSAIDs, 카로날®(아세트아미노펜)을 사용하지만, 절대로 안전하다고는 할 수 없으므로 주의해야 한다.

❻ 치과치료 중 발작을 일으킨 경우에는 표6에 따라서 대응한다.

경증인 경우

≫ 천명·가슴이 답답한 정도의 호흡곤란으로, 1주에 3∼4회 이하의 발작이 있는 경우

❶ 통상대로 치과치료를 하지만, 아토피형이나 아스필린천식에서는 알레르겐과의 접촉을 피하도록 세심한 주의를 한다.

❷ 국소마취제는 방부제나 안정제 무첨가인 스칸도네스트®의 사용이 바람직하다.

❸ 발작 시에 테오돌®(테오필린)을 사용하고 있는 환자에게는 마크로라이드계, 뉴키노론계 항균제 사용은 피한다.

❹ 진통제는 소란탈®(티아라미드) 등의 염기성 NSAIDs, 카로날®(아세트아미노펜)을 사용하지만, 절대로 안전하다고는 할 수 없으므로 주의해야 한다.

❺ Peak flow meter를 사용하고 있는 경우에는 환자의 자기최고치를 파악해 둔다(표4). 자기최고치의 80% 이하일 때는 그 날의 치료는 피한다.

❻ 치과치료 중 발작을 일으킨 경우에는 표6에 따라서 대응한다. 중증이라고 판단했을 때에는 당황하지 말고 전문병원으로 구급 이송한다.

중등증·중증인 경우

- 발작 시에 고통스러워서 옆으로 누울 수 없는 호흡곤란을 기준으로 판단한다.
- 종합병원 치과에 의뢰하는 것이 바람직하다.

표6 치과치료 중 천식발작을 일으킨 경우의 대응 (성인)

Ⅰ. 통상의 발작인 경우
❶ 즉시 치과치료를 중지하고, 호흡하기 쉬운 체위를 취하게 한다.
❷ 휴대용 흡입제를 1회 1~2 흡입하게 한다. 처음 1시간은 20분마다, 그 다음은 1시간마다 흡입하게 한다.
❸ 발작이 치료되지 않으면 전문의에게 구급 수진하도록 지시한다.

Ⅱ. 옆으로 누울 수 없을 정도의 급격한 호흡곤란이나 청색증을 확인한 경우에는 응급처치를 한다
❶ 보스민®(에피네프린 0.1%) 0.2~0.5 mL를 피하주사한다.
❷ 네오피린®(아미노피린) 250 mg를 250 mL의 수액제로 용해하고, 점적 정맥주사한다. 처음 반을 15분 정도, 나머지 반을 45분 정도 걸려서 투여하는 것이 안전하다.
❸ 솔루 · 코테프®(히드로코르티손) 200 mg를 정맥주사한다.
❹ 산소흡입(호흡곤란이 심한 경우나 SpO_2가 95% 미만인 경우에 한다).
❺ ①~④를 하면서, 전문병원으로 구급 이송한다.

■ 전문의로부터의 메시지

· 흡입치료제에 의한 구강내 합병증이 발견되었을 때에는 내과 주치의에게도 연락한다.
· 치과치료 중에 옆으로 누울 수 없을 정도의 고통스러운 발작을 일으킨 경우에는 응급처치를 하면서, 즉시 전문병원으로 구급 이송한다.

Column **2** 국소마취제 알레르기에 관해서

  아미드형 국소마취제가 임상 응용된 이래, 국소마취제로 인한 알레르기 반응이 극적으로 감소되어, 1% 이하가 되었다. 에스테르형 국소마취제에서는 고빈도로 알레르기 반응이 발생하지만, 통상 치과용 국소마취제로 사용하지는 않는다. 단, 표면마취제로 사용하는 **벤조카인이나 테트라카인은 에스테르형으로, 사용 시에 주의**를 요한다.
  또 항산화제나 방부제가 첨가되어 있는 경우도 있어서, 이것들은 항원성을 가지며, 알레르기 발생의 원인이 되기도 한다.

---

2 만성폐색성폐질환(COPD) 환자

 이것이 포인트

❶ 문진으로 만성폐색성폐질환(COPD)을 파악하면서, 그 중증도나 합병 증에 관해서 상세히 아는 것이 중요하다.

- 문진의 포인트
  ▶ 내원 시 몸의 상태가 평소에 비해서 어떠했는가?
  ▶ 어떤 때에 숨이 차는 것을 느끼는가?
  ▶ 기침이나 가래가 많은가? 가래는 자력으로 배출이 가능한가?
  ▶ 생활 지장도는 어느 정도인가?
  ▶ 연하장애가 나타나는가?
  ▶ 평소 SpO_2 수치는 어느 정도인가?
  ▶ 재택산소요법을 하고 있는가? 그때의 산소유량은 어느 정도인가?
  ▶ 합병증(특히 심부전)의 유무와 그 정도는 어느 정도인가?

❷ 내과 주치의와 대진하여, 현재의 상태, 중증도, 합병증, 치료 등에 관 해서 파악한다. 심부전이나 기관지천식의 합병에는 특히 주의를 기울 인다.

❸ 중증도 판정(표7~8)을 하고, 본원에서 치과치료가 가능한지의 여부, 또 어느 정도의 처치가 가능한지를 판단한다. 임상증상이나 치료내용 에서 어느 정도 중증도의 판정은 가능하지만, 정확한 *GOLD 분류는 내과 주치의에게 자문을 구하여 확인해야 한다.

❹ GOLD분류에서 Stage Ⅰ(경증), Stage Ⅱ(중등증)로, 기침·가래가 적고 몸의 상태가 좋으면 통상의 치과치료가 가능하다. Stage Ⅲ(중 증), Stage Ⅳ(최중증)인 환자는 응급처치에 그치고 적극적 치료는 피한다. 종합병원 치과에 의뢰하는 것이 바람직하다.

❺ 치과치료는 환자가 가장 편하다고 생각하는 체위에서 하는 것이 바람 직하다. 통상은 등판을 45° 기울인 반좌위(Flowler's position)로 한다.

⑥ 치과치료는 펄스옥시미터로 SpO_2를 관찰하면서 한다. 평소의 SpO_2 수치를 파악하고 있는 것이 중요하며, 산소 투여가 필요한 경우에도 *CO_2 나르코시스를 예방하기 위해서 과잉투여가 되지 않도록 주의해야 한다.

⑦ 흡입약 등을 사용하는 환자는 내원 시에 반드시 지참하도록 지시하고, 치과치료 중 기침발작을 하는 경우에 사용한다.

⑧ 급성악화기에 치과치료는 가능한 한 피한다.

⑨ 급성악화나 사망의 주원인은 2차 감염이다. 평소에 구강위생관리의 중요성을 환자에게 인식시키면서, 치과치료 시에도 최대한 주의를 기울인다.

표7 만성폐 색성폐질환(COPD)의 중증도 분류 (기관지확장제 흡입 후의 FEV1 수치에 근거한다) (GOLD분류)

중증도		스파이로메트리에 의한 판정기준	
Stage I	경 증	[주1]FEV1% 〈 70%	[주2]%FEV1 ≥ 80%
Stage II	중등증	FEV1% 〈 70%	50% ≤ %FEV1 〈 80%
Stage III	중 증	FEV1% 〈 70%	30% ≤ %FEV1 〈 50%
Stage IV	최중증	FEV1% 〈 70%	30% 〉 %FEV1 또는 50% 〉 %FEV1 + 만성 호흡부전

[주1]FEV1% (1초율)=FEV1 (1초량)/FVC (노력성 폐활량)

[주2]FEV1 (예측1초량비)=환자 FEV1 (환자 FEV1)/예측 FEV1 (건강인의 평균 FEV1)

표8 만성폐색성폐질환(COPD)의 중증도와 그 치료 및 관리

▶ Stage I : ① 필요에 따라서 단시간 작용형 기관지확장제를 사용
▶ Stage II : ①+② 호흡 rehabilitation, 장시간 작용형 기관지확장제 사용
▶ Stage III : ①+②+③ 흡입스테로이드제 (악화를 반복하는 경우)
▶ Stage IV : ①+②+③+④ 만성 호흡부전으로 장기산소요법, 외과적 요법

*GOLD
GOLD는 Global Initiative for Chromic Obstructive Lung Disease의 약칭으로, 세계보건기구(WHO)와 미국국립심폐혈액연구소(NHLBI)의 협력하에 작성되었다. 만성폐색성폐질환(COPD)의 국제가이드라인이다.

만성폐색성폐질환(COPD)의 정의

GOLD의 정의에서는 COPD는 유해한 가스나 입자에 의한 폐의 이상 염증반응이며, 완전히 가역성이 아닌 기류제한을 수반하는 진행성 질환을 말한다. 기관지염을 주체로 하는 기도 병변과 폐포 파괴에 의해서 기류 제한이 생기는 것이며, 원인인 유해한 입자 및 가스는 주로 흡연을 가리키고 있다. 주요 증상은 기침, 가래, 숨이 차는 것이다. 만성 기관지염이나 폐기종이 포함된다.

준비해야 할 것

❶ 펄스옥시미터   ❷ 산소투여장치

치과치료에서 유의해야 할 사항

GOLD 중증도 분류 Stage Ⅰ·Ⅱ의 환자

■안정 시에는 숨이 차는 증상이 없고, 합병증도 거의 나타나지 않는다. 치료에는 호흡 rehabilitation이나 기관지 확장제를 사용하고 있다.

• 거의 통상적인 치과치료가 가능하다.

• 기침이나 객혈이 적고 몸 상태가 좋을 때 치과치료를 한다. 치료 중에 기침 발작이 나타났을 때에는 치료를 중단하고 반좌위(Flowler's position)로 하여 객혈 배설을 촉진시킨다. 기침이 낫지 않으면 환자가 지참한 흡입제(기관지확장제)를 사용한다.

> *CO_2 나르코시스
> 고탄산가스혈증으로 의식장애 등 중추신경증상을 수반하는 병태를 CO_2 나르코시스라고 한다. 고탄산혈증이 되면 CO_2의 혈관확장작용으로 두통을 일으키고, 중추신경억제를 초래한다. 동시에, 호흡중추도 억제되어 점차 CO_2가 축적되는 악순환에 빠진다.
>   원인은 여러 가지이지만, 기초질환으로 COPD, 기관지천식 등 폐에 기질적 질환이 있는 경우가 많다. 임상에서 가장 주의해야 할 점은 만성 호흡부전에 고농도의 O_2를 투여하면 CO_2 나르코시스를 일으킬 수 있다는 점이다. 만성호흡부전에서는 고농도 CO_2에 순응하고 있어서, 호흡중추를 자극하는 것은 O_2 부족(저PaO_2) 뿐이다. 이 상황에서 고농도의 O_2를 투여하면 호흡중추가 현저히 억제되어 버린다.

GOLD 중증도 분류 Stage III인 환자

■숨을 헐떡이고, 악화를 반복하여 일상생활에 지장이 있다. 악화기에는 치료를 위해 흡입스테로이드제도 사용하고 있다.

• 치과치료는 기침이나 객담이 적고, 몸 상태가 좋은 때에 한다. 반드시 펄스옥시미터로 SpO_2를 관찰하며, 산소투여를 할 수 있도록 준비해 둔다. SpO_2가 90% 이하가 되면 치료를 중단하고, 산소투여를 시작한다. CO_2 나르코시스에 주의한다.

• 치료 중에 기침발작이 나타나면 치료를 중단하고 반좌위(Flowler's position)로 하여 객담의 배설을 촉진시킨다. 기침이 낫지 않으면 환자가 지참한 흡입제(기관지확장제 · 스테로이드제)를 사용한다.

• 관혈처치 등 스트레스를 수반하는 처치에 관해서는 종합병원 치과에 의뢰하는 것이 바람직하다.

GOLD 중등도 분류 Stage IV인 환자

■만성호흡부전의 상태로, 일상생활이 불가능하다. 장기산소요법을 하고 있다.
• 일반치과에 외래 통원하는 경우는 드물지만, 의치의 조정 정도로 그친다.
• 기본적으로는 종합병원 치과에 치료를 의뢰하는 것이 바람직하다.

전문의로부터의 메시지

• COPD 환자에게 하기도감염증은 때로 치명적이므로, 그 예방이 되는 구강위생관리가 매우 중요하다.
• 환자 자신이 할 수 있도록 구강위생관리를 지도하는 것도 중요하다.

123

과환기증후군 환자

이것이 포인트

❶ 치과치료에 수반하는 스트레스로 발작을 유발할 수 있으므로, 문진으로 상세한 내용을 파악한다. 필요하면 정신과 의사 또는 심리치료 의사와 대진하여, 자율훈련법의 터득, 항불안제의 투여를 의뢰한다.

● 문진의 포인트
▶ 어떤 상황에서 발작이 일어나는가?
▶ 발작의 빈도 및 최근의 발작시기
▶ 발작 시에 어떻게 대응하고 있는가?

❷ 치과치료에 대한 불안, 스트레스를 최대한 제거하도록 힘쓴다.

과환기증후군의 증상

과환기는 심인반응의 하나로, 불안으로 인한 교감신경의 흥분과 알카리중독으로 인한 호흡곤란, 동계, 빈맥, 마비감, 테타니(tetany) 유사 경련, 두통, 현기증, 진전, 오심·복통 등의 증상이 나타난다.

준비해야 할 것

❶ 펄스옥시미터   ❷ 항불안제

치과치료에서 유의해야 할 사항

과환기 발작을 야기할 가능성이 큰 경우

- 치과치료의 내용을 충분히 설명하여, 불안을 가능한 한 제거하고, 항불안제를 본원에서 처방하는 경우에는 「주요 항불안제의 종류(p.175)」를 참고로 전날부터 복용하게 한다.
- 치료당일은 여유를 가지고 대응할 수 있도록 예약을 잡는다.
- 치료는 단시간에 종료할 수 있는 간단한 처치부터 시작한다.

치과치료 중에 과환기발작을 일으킨 경우

- 환자에게 상황을 잘 설명하고, 걱정할 병태가 아니라는 점을 납득시킨 다음에, 숨참기나 천천히 복식호흡을 하도록 지시하여 과호흡을 중지하도록 유도한다.
- 이미 산소투여를 하고 있어도 중지할 필요는 없고, 오히려 저류량의 산소를 투여하면서 다음 단계로 진행한다.
- 호기의 재흡입처치를 한다. 환자는 호흡곤란이나 질식에 대한 공포를 안고 있으므로, 갑자기 봉지로 입과 코를 덮는 행위는 패닉을 조장할 뿐 아니라, 저산소증을 야기할 위험도 있다. 반드시 SpO_2를 관찰하면서 대응한다.
- 증상이 개선되지 않으면 항불안제를 투여한다.
- 〈투여례 : 세르신® 5 mg 근육주사, 데파스® 1 mg 내복〉

전문의로부터의 메시지

- 과환기를 반복하는 경우, 마음의 문제가 없는지, 심리치료 의사나 정신신경과 의사와 상담한다.

■ **참고문헌**

1) 치과의학대사전 편집위원회 : 치과의학대사전 축쇄판. 의치약출판. 도쿄, 1989.

2) 기관지천식 중증도판정 기준재검토위원회보고 : 알레르기 43(1) : 71-80, 1994.

3) 小谷順一郎, 田中義弘 : 알고 싶은 것을 바로 알 수 있는 고령자 치과의료. 영말(永末)서점, 교토, 2008.

4) 上田裕, 須田英明 외 : 유질환자・고령자 치과치료 매뉴얼. 의치약출판. 도쿄, 1996.

5) 나가사키현 보험의협회 : 질환이 있는 환자의 치과치료 개정판. 나가사키 보험의협회, 나가사키, 2011.

6) 西田桃代 : 유질환 고령자 치과치료의 가이드라인. 퀸텐센스, 도쿄, 2002.

7) 일본임상 65권 : 657-663, 2007.

8) 吉本勝彦 외편 : '치계전망' 별책 치과의사를 위한 의학핸드북. 의치약출판. 도쿄, 2014.

제7장 간기능장애 환자

 이것이 포인트

❶ 문진으로 간염, 특히 바이러스성 간염의 기왕에 관해서 파악한다. 불분명한 점이 있으면 내과 주치의에게 자문을 구하여, 간기능장애(표1)의 정도 · 감염성을 파악한다.

- 문진의 포인트
  ▶간질환의 기왕력, 간기능검사(표 2)의 이상 유무를 확인
  ▶황달, 수술력, 수혈력, 음주력의 확인
  ▶출혈 경향의 유무
  ▶바이러스성 간염의 경우는 보균자인지의 여부에 관해서 파악

❷ 중증 간장애 환자는 출혈경향을 나타내는 수가 있으므로, 출혈경향의 정도를 파악하고(표3), 관혈처치에서는 지혈의 어려움에 주의한다. 혈소판수 5만/μL 이상이면 치과적 관혈처치는 문제없이 할 수 있다. 통상의 발치 정도이면, 2~3만/μL이라도 가능하지만, 국소지혈처치를 충분히 해야 한다. 단, 간기능장애 환자는 응고기능이 저하되는 수도 있어서, 종합적으로 판단하는 것이 중요하다.

❸ 급성 간염이나 만성 간장애의 활동기에는 치과치료는 응급처치에 그친다.

❹ 항균제는 담즙배설형 마크로라이드계, 테트라사이클린계, 린코마이신계의 사용을 가능하면 피한다. 진통제는 가능한 한 1회요법으로 처방한다.

❺ 바이러스성 간염에서는 다른 환자나 의료종사자에게 감염시키지 않도록 배려한다 (standard · precaution). 의료종사자에 대한 B형간염의 감염 예방에는 사전에 HBs 항원, HBs 항체의 유무를 확인하고, 필요에 따라서 HB 백신을 접종한다. 접종 후는 항체 생산의 유무를 정기적으로 관찰한다.

표1 간기능장애의 분류

▶바이러스성 간염	▶자기면역성 간질환
▶알콜성 간장애	▶간경변
▶비알콜성 지방성 간염 (NASH)	▶간세포암
▶약물성 간장애 (중독성/알레르기성)	

표2 간기능검사 (기준치)

항 목	기준치	항 목	기준치
AST (GOT)	13~33 IU/L	ZTT	0~6 IU/L
ALT (GPT)	6~27 IU/L	빌리루빈	0.2~1.2 mg/dL
γ-GTP	6~46 IU/L	알부민	3.8~5.1 g/dL
LDH	100~450 IU/L	ICG 시험	15분치 〈10%
ChE	0.8~1.1 △ pH	HPT	70~140%
TTT	2~12 IU/L		

표3 간기능장애에서 출혈경향을 파악하기 위한 검사소견 (기준치)

	항 목	기준치
혈소판수	혈소판수	13~37만 /μL
응고계	PT	10~12 sec (70~140%)
	PT-INR	0.8~1.2
	APTT	25~35 sec
선용계	피브리노겐	150~350 mg/dL
	FDP (피브린 분해산물)	2~8 μg /mL

만성간염에 관해서

만성간염은 6개월 이상 간장의 염증이 지속되는 병태를 말한다. 여러 가지 병인이 있지만, B형 만성간염(20%), C형 만성간염(75%)이 그 대표이다. B형 만성간염은 자연 감소하는 경우도 많지만, 증례에 따라서는 간경변으로 이행한 다. C형 만성간염의 자연치유는 극히 드물며, 오랜 경과로 서서히 진행되어,

간경변, 간암으로 이행되는 경우도 많다. 근래, 만성 C형간염에 대한 신규 치료제로 직접형 항바이러스제가 있으며, 유효율이 90% 이상이다.

혈소판 수와 출혈 경향

- 혈소판 10만 /μL 이하를 혈소판감소증이라고 정의한다(출혈시간이 연장되는 임계혈소판수). 지혈한계수치는 0.5만 /μL이지만, 혈소판 감소의 정도만으로 출혈의 위험을 예상할 수는 없다.
- 통상의 메이저수술이나 침습적 처치(내시경적 생검, 침생검, 요추천자)에서는 혈소판수 5만 /μL 이상을, 또 중추신경이나 안과수술에서는 7~10만 /μL 이상을 필요로 한다.
- 지혈처치가 용이한 골수 생검이나 치과적 처치에서는 원칙적으로 수혈은 필요 없다.

치과치료에서 유의해야 할 사항

급성간염

- 주로 간염 바이러스의 급성감염에서 기인하는 간염이다. 이 시기에 치과의원에서 수진하는 경우는 거의 없으리라 생각되지만, 응급처치에 그치면서, 감염예방에 세심한 주의를 해야 한다.
- 치과질환으로 처방한 약제로 인한 약물성 간장애(표4)가 의심스러울 때에는 즉시 투여를 중지하고, 내과에 의뢰한다.

만성간염

- 통상대로 치과치료가 가능하지만, 중증도를 파악함과 동시에 출혈경향의 유무를 확인한다.

표4 DDW-J 2004 약물성 간장애 워크숍의 scoring

	간세포장애형		담즙울체 또는 혼합형		score
1. 발증까지의 기간[1]	첫 회 투여	재투여	첫 회 투여	재투여	
a. 투여 중의 발증인 경우					
투여개시부터의 일수	5~90일	1~15일	5~90일	1~90일	+2
	〈5일,〉90일	〉15일	〈5일,〉90일	〉90일	+1
b. 투여중지 후의 발증인 경우					+1
투여중지 후의 일수	15일 이내 〉15	15일 이내 〉15	30일 이내 〉30	30일 이내 〉30	0
2. 경과	ALT의 피크 수치와 정상 상한과의 차		ALP의 피크 수치와 정상 상한과의 차		
투여중지 후의 데이터	8일 이내에 50% 이상의 감소		(해당 없음)		+3
	30일 이내에 50% 이상의 감소		180일 이내에 50% 이상의 감소		+2
	(해당 없음)		180일 이내에 50% 미만의 감소		+1
	불분명 또는 30일 이내에 50% 미만의 감소		불변, 상승, 불분명		0
	30일 후도 50% 미만의 감소나 재상승		(해당 없음)		-2
투여 속행 및 불분명					0
3. 위험인자	간세포장애형		담즙울체 또는 혼합형		
	음주 있음		음주 또는 임신 있음		
	음주 없음		음주, 임신 없음		
4. 약물 이외의 원인의 유무[2]	카테고리 1, 2가 모두 제외				+2
	카테고리 1에서 6항목 무두 제외				+1
	카테고리 1에서 4가지나 5가지가 제외				0
	카테고리 1의 제외가 3가지 이하				-2
	약물 이외의 원인이 농후				-3
5. 과거의 간장애의 보고					
과거의 보고 있음, 또는 첨부문장에 기재 있음					+1
없음					0
6. 호산구 증가 (6% 이상)					
있음					+1
없음					0
7. DLST (림프구 유약화시험)					
양성					+2
의양성					+1
음성 및 미시행					0

표4 계속

8. 우연히 재투여가 시행되었을 때의 반응	간세포형	담즙울체 또는 혼합형	
단독 재투여	ALT 배증	ALT 배증 (T.Bil) 배증	+3
첫 회 간장애시의 병용약과 함께 재투여	ALT 배증	ALT 배증 (T.Bil) 배증	+1
첫 회 간장애시와 같은 조건으로 재투여	ALT 배증도 정상영역	ALT (T.Bil) 배증도 정상영역	-2
우연한 재투여 없음, 또는 판단 불능			0
		총 score	

1) 약물투여 전에 발증한 경우는 「관계 없음」, 발증까지의 경과가 불분명한 경우는 「기재 불충분」 이라고 판단하여 scoring의 대상으로 삼지 않는다.
투여 중의 발증인지, 투여 중지 후의 발증인지에 따라서, a 또는 b의 score를 사용한다.
2) 카테고리 1 : HAV, HBV, HCV, 담도질환 (US), 알콜, 쇼크간, 카테고리 2 : CMV, EBV.
바이러스는 IgM HA 항체, HBs 항원, HCV 항체, IgM CMV 항체, IgM EB VCA 항체에서 판단한다.
판정기준 : 총 score 2점 이하 : 가능성이 낮다. 3.4점 : 가능성 있음. 5점 이상 : 가능성이 높다.

표5 바이러스성 간염의 감염성

혈중 바이러스 항원 · 항체의 상태	감염성
HCV-RNA (+)	+
HCV 항체 (+)[주1]	+
HBe 항원 (+)	+++
HBe 항체 (+)	+
HBs 항원 (+)	++
HBs 항체 (+)	-
HBc 항체 (+++~+)[주2]	+++~-
HBV-DNA (+)	+++

[주1] HCV 항체는 엄밀히는 (-)에서도 감염초기에는 바이러스가 존재하는 경우가 있으며, (+)에서도 바이러스가 존재하지 않는 경우가 있다.
[주2] IgM-HBc 고항체가 : 감염력 강하다. IgG-HBc 저항체가 : 감염성 없음.

- 자각증상을 호소하는 경우가 거의 없으므로, 전신권태감이나 식욕부진을 호소하거나, 황달이 나타났을 때에는 급성악화를 생각한다. 치과치료는 응급처치에 그치고, 내과를 수진하도록 권한다. 관혈적 처치는 간기능의 개선을 기다렸다가 한다.
- 바이러스성 간염인 경우는 그 감염성을 충분히 파악하고, 감염예방에 힘쓴다 (표5).

표6 간경변의 Child-Pugh 분류

항목/분류	1점	2점	3점
빌리루빈 (mg/dL)	2.0 미만	2.0~3.0	3.0 초과
알부민 (mg/dL)	3.5 초과	2.8~3.5	2.8 미만
복 수	없음	소량	중등량
뇌 증	없음	경도	때때로 혼수
P T (%)	70 초과	40~70	40 미만

*합계점으로 분류한다. A : 5~6점. B : 7~9점, 8~9점인 경우는 1년 이내에 사망하는 증례가 많다. C : 10~15점, 비대상성 간경변. 예후는 약 6개월.

- 자가면역성 간염에서는 스테로이드치료를 받고 있는 경우가 있으니 주의해야 한다(참조 스테로이드제 사용 환자의 항 p.33~)

간경변

- 주치의에게 자문을 구하여, Child-Pugh의 분류(표6)에 필요한 항목을 파악하고, 간경변의 중증도를 분류한다. 추정되는 예후와의 관련에서, 치과치료의 방침을 결정한다. Child-Pugh 분류 B, C인 환자에 관해서는 종합병원 치과에 의뢰하는 것이 바람직하다.
- 식도동맥류 파열이나 상부 소화관 출혈의 위험이 있으며, 또 간 혈류량을 감소시키지 않도록 치과치료는 가능한 한 스트레스를 주지 않도록 배려하면서 한다. 혈압 체크도 잊지 말 것.
- 관혈처치의 기준은 혈소판수 5만/μL 이상, PT-INR 2.6 이하이지만, APTT의 수치 등도 참고하여 종합적으로 판단한다.
- 국소마취제의 사용제한은 없지만, 간에서의 분해가 지연되므로 가능한 한 소량으로 한다.
- 항균제의 선택에서는 담즙배설형은 삼가해야 하고, **페니실린계나 세펨계 항균제를 사용**한다. 면역기능부전이나 창상치유부전도 나타나므로, 2차 감염에 세심한 주의를 기울이면서 필요량을 사용한다.
- 진통제는 필요 최소량을 사용하고, 소화관 출혈을 초래하지 않도록 배려한다. 반드시 건위소화제 · 소화성궤양제와 병용 투여한다.

간세포암

- 대부분은 강경변을 거쳐서 간세포암으로 이행하므로, 간경변에 준하여 치과 치료를 진행한다.

전문의로부터의 메시지

-
- 간질환이 의심스러우면 주치의에게 자문을 구하거나, 채혈을 하여 간기능장 애의 정도나 응고기능에 관해서 치료 전에 확인한다.
- 간경변 진전례에서는 이감염성이나 출혈경향이 있어서, 발치 시의 감염이나 출혈에 특히 유의한다.
- 바이러스성 간염(B형간염, C형간염)의 기왕력이 있고, 치료 내역이 불분 명하며 정기 수진하지 않는 환자에게는 standard · precaution을 철저히 하여, 전문의의 수진을 지시한다.

■ 참고문헌

1) 혈전지혈지 20 : 495-497, 2009.
2) 福井次矢, 黑川清 감역 : 해리슨내과서 제3판. Medical · Science · International, 도쿄, 2009.
3) 小谷順一郎, 田中義弘 : 알고 싶은 것을 바로 알 수 있는 고령자 치과의료. 영말(永末)서점, 교토, 2008.
4) 上田裕, 須田英明 외 : 유질환자 · 고령자 치과치료 매뉴얼. 의치약출판, 도쿄, 1996.
5) 나가사키현 보험의협회 : 질환이 있는 환자의 치과치료 개정판. 나가사키 보험의협회, 나가사키, 2011.
6) 西田桃代 : 유질환 고령자 치과치료의 가이드라인. 퀸텐센스, 도쿄, 2002.
7) 金井正光 감수 : 임상검사법제요 개정 제30판. 금원출판주식, 도쿄, 1993.
8) 간장 46 : 142-148, 2005.

제8장 신장기능장애 환자

 이것이 포인트

❶ 신장장애의 정도(표 1)를 충분히 파악하는 것이 중요하며, 내과 주치 의에게 반드시 자문을 구한다. 혈청 크레아티닌수치(크레아티닌·클 리어런스), BUN, 요산치, 혈청전해질, 총단백, 총콜레스테롤, RBC, Hb, Ht, 혈소판수, PT, APTT, 요단백 등의 수치를 확인한다(표2). 크 레아티닌·클리어런스 수치가 불분명하면 혈청크레아티닌 수치에서 추정치를 산출한다(표3).

- **문진의 포인트**
  ▶ 신장 장애의 정도를 파악
  ▶ 합병증의 유무, 정도의 파악
  ▶ 인공투석의 유무, 기간, 션트(shunt) 부위의 확인

❷ 여러 가지 합병증이 있는 경우가 많아서, 그 파악이 중요하다. 고혈 압증, 폐수종, 심부전, 빈혈, 출혈경향, 면역기능저하, 골다공증, 고 지혈증, 신경증상 (이해력 저하, 불면, 진전, 경련 등), 소화기증상 (구취, 식욕부진, 오심, 소화관궤양 등).

❸ 면역기능 저하로 인한, 이감염성이라는 점에 유의해야 한다. 스테로 이드제, 면역억제제를 복용하는 경우도 있어서 주의해야 한다 (참조 스테로이드제 사용 환자의 항 p.33~).

❹ 혈소판 감소·기능이상, 고혈압, 헤파린 사용 등 지혈이 비교적 어려 운 점을 인식해야 한다. 항응고제, 항혈소판제를 복용하는 경우도 있 으므로 주의해야 한다. 국소지혈처치를 충분히 한다(참조 항응고제, 항혈소판제 사용 환자의 항 p.28~).

⑤ 처방을 조절하는 것이 필요하다. 특히 인공투석을 하지 않는 신장기능장애 환자에게는 치과에서 받은 투약으로 신장기능이 더 악화되지 않도록 세심한 주의가 필요하다. 항균제는 담즙배설형인 것을 처방하고, 진통제는 신독성이 낮은 것을 처방한다. 소화관 점막도 취약하므로 주의해야 한다. 투여량은 신장장애의 정도에 따라서 조절한다. 일반적으로 크레아티닌·클리어런스가 50 mL/min 이하에서는 감량이 필요한 약제가 많다(표4).

⑥ 투석환자에게는 션트(shunt)의 폐색을 초래하지 않도록, 션트측 팔에서는 채혈을 하지 않는다. 또 혈압 측정을 위해서 망세트를 감아서는 안 된다.

⑦ 장기투석 환자에게 합병증(특히 출혈경향)이 진행되는 환자에게는 종합병원 치과에 의뢰하는 것이 바람직하다.

표1 신장기능장애의 정도 (일본신장학회)

신장기능 분류	크레아티닌·클리어런스 (mL/min)
신장기능 정상	91 이상
신장기능 경도 저하	71~90
신장기능 중정도 저하	51~70
신장기능 고도 저하	31~50
신부전기	11~30
요독증기	10 이하~투석 전

표2 신장질환과 관련된 검사

검사의 종류	항 목	기준치
요검사	단백	(−)
	요량	1,000~1,500 mL/일(400 mL 이하 핍뇨, 100 mL 이하 무뇨)
	비중	1.01~1.03
	pH	5.0~8.0
혈액검사	BUN	8~20 mg/dL
	크레아티닌	남성 0.6~1.2 여성 0.4~1.0 mg/dL
	eGFR (추산 사구체여과량)	90 mL/min/1.73 ㎡
	요산	남성 3.5~7.0 여성 2.4~5.8 mg/dL
	총단백	6.5~8.2 g/dL
	알부민	4.0~5.2 g/dL
	총콜레스테롤	130~230 mg/dL
	Na	135~147 mEq/dL
	K	3.6~5.0 mEq/dL
	Ca	8~11 mg/dL
	P	2.5~4.5 mg/dL
	RBC	남성 410~530 여성 380~480 × 10^4/㎣
	Hb	남성 14~18 여성 12~16 g/dL
	Ht	남성 40~48% 여성 38~42%

(기준치는 시설에 따라서 다소 다르다)

표3 크레아티닌 · 클리어런스의 추정

▶야스다(安田)의 추정식
 · 남성 (176- 연령)×체중/100×혈청크레아티닌 수치
 · 여성 (158- 연령)×체중/100×혈청크레아티닌 수치
▶ Cockcroft and Gault 의 추정식
 · 남성 (140- 연령)×체중/72 ×혈청크레아티닌 수치 (mg/dL)
 · 여성 (140- 연령)×체중× 0.85/72×혈청크레아티닌 수치 (mg/dL)

표4 신장기능 저하 시의 약제투여량 (일본신장학회편 : CKD 진료가이드 2012에서 발췌, 일부개편)

종류	약제명		크레아티닌·클리어런스 (mL/min)			HD (투석)	투석성
	상품명	일반명	〉50	10~50	〈10		
항균제(내복)	사와실린® 파세토신®	아목시실린수화물	1회 250mg / 매 6~8시간	1회 250mg / 매 8~12시간	1회 250mg / 매 24시간	250mg / HD 후 1분	○
	프로목스®	세프카펜피복실염산 염수화물	300~450mg / 3분	200 mg /2분	200~300mg / 1~2분	250mg / HD 후 1분	○
	메이액트 MS®	세프디트렌피복실	300~600mg	200~300mg / 2~3분	200~300mg / 1~2분	100~200mg / 1~2분	×
	세프존®	세프디닐	300~600mg / 3분	200~300mg / 2~3분	100~200mg / 1~2분	100~200mg / 1~2분	○
	지스로맥®	아지스로마이신수화 물	500mg / 1분	신장기능정상자 와 같다	신장기능정상자 와 같다	신장기능정상자 와 같다	×
	클라리스®	클라리스로마이신	400mg / 2분	1회 200mg / 1~2분	200mg / 1분	200mg / 1분	?
	미노마이신®	미노사이클염산염	1회 100mg / 1~2분	신장기능정상자 와 같다	신장기능정상자 와 같다	신장기능정상자 와 같다	×
	크라비트®	레보프록사신수화물	500mg / 1분	Ccr 20~50 첫 날 500mg / 1분 2일째 이후 250mg / 1분 Ccr 〈 20 첫 날 500mg / 1분 3일째 이후 250mg / 2일에 1회			△
	호스미신®	포스포마이신	2~3g / 3~4분	2g / 4분	1g / 2분	0.5g / 1분	○
항균제(주사)	유산아미카신®	아미카신유산염	1회 300mg / 매 24시간	신독성 있음 요주의	신독성 있음 요주의	225mg / 매 HD 후 1회	○
	비크시린®	안피시린+ 크록사시린	1.5~4g / 2~4분	1g/매6~12시간	1g / 매 12~24시간	1g/매 12~24시간 HD일은 HD 후	○
	유나신®S	설박탐나트륨+안피 시린나트륨	6g / 2분	1.5~3g / 2분	1.5~3g / 1분	1.5~3g / HD일은 HD 후	○
	펜트시린®	피페라시린	2~4g / 2~4분	2~4g / 2~4분	1~2g / 1~2분	1~2g / 1~2분, HD일은 HD 후	○
	맥시핌®	세페핌염산염	1~4g / 2분	1 g / 2분	0.5g / 1분	0.5g / 1분 HD일은 HD 후	○
	파스토신®	세포조프란염산염	1~4g / 2~4분	0.75~1g / 1~2분	0.5g / 1분	0.5g / 1분 HD일은 HD 후	○
	판스포린®	세포티암염산염	0.5~4g/2~4분	1~2g / 1~2분	0.5~1g / 1분	0.5~1g / 1분 HD일은 HD 후	○
	모다신®	세프타지딤수화물	1~4g / 2~4분	1~2g / 1~2분	1g / 매 24~48시간	1g/1회, 주3회/ 매 HD 전	○
	로세핀®	세프트리악손나트륨	1~2g / 1~2분	1~2g / 1~2분	1~2g / 1분	1~2g / 1분	×

분류	상품명	성분명					투석성
항균제	후루마린®	플로목세프나트륨	1~4g / 2~4분	1g / 2분	0.5g / 1분	0.5g / 1분 HD일은 HD 후	○
	시오마린®	라타목세프나트륨	1~4g / 2분	2g / 2분	1g / 2분	0.5g / 1분 HD일은 HD 후	○
	티에남®	이미페넴·실라스타틴나트륨	1~2g / 2분	0.25~0.5g / 2분	0.25g / 1분		○
	메로펜®	메로페넴	0.5~3g / 2~3분	0.25~0.5g / 매 24시간마다 1회	0.25~0.5g / 매 24시간마다 1회	0.25~0.5g / 24시간 1회	○
진통제	소세곤® 펜타딘®	펜타조신	25~50mg / 매 3~5시간마다 1회	신장기능정상자와 같다	신장기능정상자와 같다	신장기능정상자와 같다	×
	카로날®	아세트아미노펜	1회 400mg을 기준으로 적절히 증감·최대 4g/일	감량 필요 없음[주1]	감량 필요 없음[주1]	감량 필요 없음[주1]	20~50%
	볼타렌®	디크로페낙	25~100mg / 1~4분	사용금기	사용금기	감량 필요 없음	×
	로르캄®	로르녹시캄	12~18mg / 3분	사용금기	사용금기	감량 필요 없음	×
	록소닌®	록소프로펜	60~180mg / 1~3분	사용금기	사용금기	감량 필요 없음	×
	트람셋트®	트라마돌염산염 +아세트아미노펜	1회 2정 1일 8정까지	신장기능정상자의 50%까지	신장기능정상자의 50%까지	신장기능정상자의 최대량 25%까지	×
건위소화제	무코스타®	레바미피드	300mg / 3분	감량 필요 없음	감량 필요 없음	감량 필요 없음	×
	가스모틴®	모사프리드구연산염	15mg / 3분	감량 필요 없음	감량 필요 없음	감량 필요 없음	×
	아시논®	니자티딘	150~300mg / 1~2분	150mg / 1분	75mg / 1분	75mg / 1분 150mg / 주3회 HD 후	○
	타케프론®	란소프라졸	15~30mg / 1분	감량 필요 없음	감량 필요 없음	감량 필요 없음	×

[주1] 안전성이 높지만, 가능한 한 단기간 소량 투여가 바람직하다.

※ 투석성이란 혈액투석에 의해서 체외로 배출되는 것을 의미한다 (○ : 투과성 있음 / × : 투과성 없음).

준비해야 할 것

❶ 국소지혈재(局所止血材)
❷ 지혈상(止血床)
❸ 봉합세트
❹ 혈압계
❺ 청진기

치과치료에서 유의해야 할 사항

》신장기능장애가 있지만, 투석하지 않는 환자

크레아티닌·클리어런스 90 mL/min 이하인 경우 미리 내과 주치의에게 자문을 구하여, 신장기능장애의 정도를 파악하고 대처한다. 특히 투약은 신중히 대응해야 하며, 크레아티닌·클리어런스가 50 mL/min 이하에서는 감량해야 하는 약제가 많다(표4).

통상의 치과치료

• 환자의 몸 상태가 나쁘지 않으면 통상대로 한다.

치과외과처치 (간단한 발치 등)

❶ 미리 내과 주치의에게 자문을 구하여, 병태의 파악, 투약내용이나 혈액검사의 결과를 확인한다. 고혈압, 빈혈, 소화성궤양, 혈소판수, PT, APTT 수치 체크 등

❷ 혈압을 측정하여, 고혈압 유무를 체크한다.

❸ 국소지혈처치를 충분히 한다.

• 써지셀, 칼토스타트®, 아비텐® 등의 지혈재를 삽입한다.

• 봉합하여 상처를 정리한다.

❹ 항균제는 담즙배설로 투과성도 없으므로 조절할 필요가 없는 마크로라이드계를 처방한다. 단, 클라리스®는 조절할 필요가 있으므로 유의한다. 아미노글리코시드계는 신독성이 강하므로 사용 금기이다.

〈처방례〉

• 지스로맥® : 500 mg/ 일, 1분, 3일분

• 지스로맥®SR : 2 g/ 일, 1분, 1일분 등

〈마크로라이드계에 알레르기가 있는 경우〉

• 사와실린® : 250~1,000 mg/ 일, 1~4분, 5일분

• 비크시린® : 250~1,000 mg/ 일, 1~4분, 5일분

(신장장애의 정도에 따라서 투여량을 조절해야 한다/ 표4)

❺ 진통제는 신독성이 비교적 약한 것을 선택하여, 가능한 한 1회요법으로 처방한다.

• 카로날®5 mg/kg 정도의 투여량이면 감량할 필요가 없다.

• 동통이 심한 경우에는 소세곤® (펜타조신) 정 25~50 mg을 1회요법으로 처

방한다.

- NSAIDs는 사용하지 않는 편이 좋다.

❻ 건위소화제·소화성궤양용제에 관해서는

- 무코스타®, 셀벡스®, 가스론N®, 가스모틴®, PPI는 감량할 필요가 없다.
- H2 블로커, 알미늄 함유 소화기용제(코란틸®, 마록스®, 알사르민®)는 사용하지 않는다.
- 프로맥®(아연 함유)은 혈청아연 수치를 정기적으로 관찰하여 사용한다.

구강외과수술 (매복치 발거, 치근단절제술, 농양절개 등)

❶ 미리 내과 주치의에게 자문을 구하여, 병태의 파악, 혈액검사의 경과를 확인한다. 신장기능이 고도로 저하되어 있는 경우나 출혈경향이 심한 경우에는 종합병원 치과에 의뢰하는 것이 바람직하다.

❷ 혈압을 측정하여 고혈압의 유무를 체크한다.

❸ 이감염성이므로 항균제를 예방 투여한다.

- 처치 3일전부터 클라리스® 200~400 mg/일 등

❹ 국소지혈처치를 충분히 한다.

- 써지셀, 칼토스타트®, 아비텐® 등의 지혈재나 콜라겐(텔다미스®) 등을 삽입하여, 데드스페이스를 만들지 않는다.
- 봉합하여 상처를 정리한다. 경우에 따라서는 미리 지혈상을 작성하여, 수술 후에 장착한다.

❺ 항균제는 마크로라이드계(담즙 배설로 투석성도 없다)를 사용한다. 아미노글리코시드계는 신독성이 강하므로 사용 금기이다.

〈처방례〉

- 클라리스® : 200~400 mg/일, 1~2분, 7일분
- 지스로맥® : 500 mg/일, 1분, 3일분
- 지스로맥®SR : 2 g/일, 1분, 1일분 등

〈마크로라이드계에 알레르기가 있는 경우〉

- 사와실린® : 250~1000 mg/일, 분2, 7일분
- 비크시린® : 250~1000 mg/일, 분2, 7일분
  (신장장애의 정도에 따라서 투여량을 조절해야 한다/표4)

❻ 진통제는 신독성이 비교적 약한 것을 선택하여, 가능한 한 1회요법으로 처

방한다.

- 카로날® 5 mg/kg 정도의 투여량이면 감량할 필요가 없다.
- 동통이 심한 경우에는 소세곤®(펜타조신) 정 25~50 mg을 1회요법으로 처방한다.
- NSAIDs는 사용하지 않는 편이 좋다.

❼ 건위소화제·소화성궤양용제에 관해서는
- 무코스타®, 셀벡스®, 가스론N®, 가스모틴®, PPI는 감량할 필요가 없다.
- H2 블로커(감량할 필요가 있다), 알미늄 함유 소화기용제(코란틸®, 마록스®, 알사르민®)는 사용하지 않는다.
- 프로맥®(아연 함유)은 혈청아연 수치를 정기적으로 관찰하여 사용한다.

〉〉 투석 환자

- 미리 내과 주치의에게 자문을 구하여 합병증에 관해서 사전에 충분히 파악한 후에 대처한다.(고혈압증, 심부전, 허혈성 심장질환, 빈혈, 출혈경향, 면역기능저하, 소화관궤양 등)
- 치료의 예약은 투석 다음날이 바람직하다.

통상의 치과치료

- 환자의 몸 상태가 나쁘지 않으면, 통상대로 하지만, 합병증에 관해서 충분히 파악하고 대처해야 한다.

치과외과처치 (간단한 발치 등)

❶ 투석 다음 날에 계획한다.
❷ 혈압을 측정하여 고혈압의 유무를 체크한다.
❸ 이감염성이므로 항균제를 예방 투여한다.
- 처치 3일전부터 클라리스® 200~400 mg/일 등.
❹ 국소지혈처치를 충분히 한다.
- 써지셀, 칼토스타트®, 아비텐® 등의 지혈재나 콜라겐(텔플라그®, 텔다미스®) 등을 삽입하여, 데드스페이스를 만들지 않는다.
- 봉합하여 상처를 정리한다. 경우에 따라서는 미리 지혈상을 만들어, 수술 후에 장착한다.

❺ 항균제는 마크로라이드계(담즙배설로, 투석성도 없다)를 사용한다. 아미노글리코시드계는 신독성이 강하므로 사용 금기.

〈처방례〉
• 클라리스® : 200 mg/일, 1분, 5일분
• 지스로맥® : 500 mg/일, 1분, 3일분
• 지스로맥®SR : 2 g/일, 1분, 1일분 등

〈마크로라이드계에 알레르기가 있는 경우〉
• 사와실린® : 250 mg/일, 1분, 5일분
• 비크시린® : 250 mg/일, 1분, 5일분

❻ 진통제는 가능한 한 1회요법으로 처방한다. 소변이 거의 나오지 않는 환자에게는 *NSAIDs의 사용도 가능하다.
• 록소닌®(60 mg) 1정 1회요법
• 볼타렌®(25 mg) 1정 1회요법 등
  (기본적으로는 롤캄®, 록소닌®, 볼타렌®, 나이키산®, 하이펜®, 바파린® 등은 감량할 필요가 없다)
• 카로날® 5 mg/kg 정도의 투여량이면 감량할 필요가 없다.

❼ 건위소화제·소화성궤양용제에 관해서는
• 무코스타®, 셀벡스®, 가스론N®, 가스모틴®, PPI는 감량할 필요가 없다.
• H2 블로커, 알미늄 함유 소화기용제(코란틸®, 마록스®, 알사르민®)는 사용하지 않는다. 무코스타®는 혈중농도가 상승할 수 있다.
• 프로맥®(아연 함유)은 혈청아연 수치를 정기적으로 관찰하여 사용한다.

구강외과수술 (매복치 발거, 치근단절제술, 농양절개 등)

• 장기투석 환자에게 출혈경향이 심한 경우에는 종합병원 치과에 의뢰하는 것이 바람직하다.
• 어쩔 수 없이 본원에서 하는 경우는 위에 기술한 치과외과처치와 똑같은 요령으로 대처하는데, 특히 국소지혈처치를 충분히 한다.

---

*NSAIDs의 사용
신장기능이 이미 폐절되어 있는 투석환자에게는 신장보호를 고려할 필요가 없으므로 NSAIDs를 사용할 수 있다. 단, 소변이 나오는 투석 환자에게는 NSAIDs의 사용으로 요량이 저하될 수 있다.

전문의로부터의 메시지

• 투석의 유무에 따라서 대응이 달라지므로, 불분명한 경우는 본인 또는 내과 주치의에게 연락한다.
• 투석 환자에게는 헤파린을 치료로 일상적으로 사용하지만, 출혈 시에는 출혈하기 어려운 약제로 투석치료를 하는 것이 가능하므로 주치의와 상담한다.

■ 참고문헌
1) 岸本武利 감수 : 개정판 투석환자에 대한 투약 가이드라인 투석과 약물요법−투여설계로의 접근. 시호, 도쿄, 2003.
2) 일본신장학회편 : 신장질환의 생활지도 · 식사요법 가이드라인. 도쿄의학사, 도쿄, 1998.
3) 일본신장학회편 : CKD 진료가이드 2009. 도쿄의학사, 도쿄, 2009.
4) 西田百代 : 유질환 고령자 치과치료의 가이드라인. 퀸텐센스, 도쿄, 2002.

제8장
신장기능장애 환자

제9장 내분비질환 환자

1 갑상선기능항진증 환자

 이것이 포인트

❶ 가능하다면 갑상선기능이 정상화된 후에 치과치료를 한다. 내과 주치의
   와 대진하여, FT4(유리 싸이록신), FT3(유리트리요드사이로닌),
   TSH(갑상선자극호르몬) 수치(표1)를 파악하면서, 조절 상태, 복용 약
   제, 최근의 혈액검사 결과(특히 백혈구수, 혈소판수, 빈혈) 등에 관하
   여 정보를 얻는다.

   ● 문진의 포인트
      ▶ 조절 상태를 확인한다(맥박 수, 정신적 불안정의 유무, 수면장애,
         체중감소 등).
      ▶ 복용 약제를 체크한다.
      ▶ 복용 약제에 의한 부작용 유무를 파악한다.

❷ 정신적으로 불안정하므로, 불안이나 긴장 완화에 힘쓰고, 치과치료 중에
   받는 정신적 · 육체적 스트레스를 가능한 한 적게 한다.
❸ 에피네프린이 첨가된 국소마취제의 사용은 가능한 한 피한다.
❹ *항갑상선제(메르카졸® 등) 복용 환자에게는 부작용으로 골수장애(백
   혈구 감소, 혈소판 감소, 빈혈 등)가 나타날 수 있으므로 주의해야 한
   다. 또 치과에서 사용하는 약제를 선택할 때도 배려해야 한다.
❺ 항균제로는 마크로라이드계가 좋다.
❻ 진통제는 가능한 한 1회요법으로 처방한다.

갑상선기능항진증이란?

갑상선호르몬이 과잉 분비되어 생긴다. 주요 증상은 정신불안정, 발한의 증가, 더위를 탐, 동계, 빈맥, 이피로감, 체중감소, 식욕항진, 월경이상, 설사, 미열, 불면, 손가락의 진전 등.

준비해야 할 것

❶ 시타네스트-옥타프레신®, 또는 스칸도네스트®
❷ 마크로라이드계 항균제 (클라리스®, 지스로맥®)

표1 FT4, FT3, TSH의 정상치

	정상치
FT4 (유리 싸이록신)	0.90~1.70 ng/dL
FT3 (유리트리요드사이로닌)	2.30~4.30 pg/mL
TSH (갑상선자극호르몬)	0.500~5.00 μIU/mL

*항갑상선제
메르카졸®(티아마졸®)은 갑상선의 페르옥시다제를 억제함으로써, 요소의 사이로글로빈으로의 결합을 저지하고, 또 트리요드사이로닌(T3), 싸이록신(T4)으로의 축합(縮合)을 저해함으로써 갑상선호르몬의 생성을 억제한다. 부작용으로 무과립구증이 있는데, 투여 시작 2개월 이내에 나타나는 경우가 많다. 그 밖에 저프로트롬빈혈증, 제Ⅶ인자결핍증, 혈소판감소증, 재생불량성 빈혈 등이 있다. 무과립구증으로 사망에 이른 증례도 보고되어 있다. 메르카졸® 복용 환자는 치과치료에서 감염예방과 출혈경향에 유의해야 한다. 처방에 관해서도 조혈기(造血器)에 가능한 한 영향을 미치지 않도록 배려하는 것이 중요하다.

치과치료에서 유의해야 할 사항

》》갑상선 기능을 조절하여 정상화되어 있는 경우 (정신적으로 안정되어 있어서, 맥박수가 60~90/분)

- 통상대로 치과치료를 해도 되지만, 미리 내과의에게 자문을 구하여, 조절 상태를 파악해 두는 것이 바람직하다.
- 혈압과 맥박을 모니터한다.
- 에피네프린의 사용량은 카트리지 1대 정도로 한다.
- 항균제, 소염진통제는 조혈장기에 미치는 영향이 적은 것을 사용한다.
- 마크로라이드계(클라리스® 400 mg / 일, 지스로맥® 500 mg / 일, 지스로맥® SR 2 g/ 일 등)를 사용한다.
- 진통제는 가능한 한 1회요법으로 처방한다.

》》갑상선기능항진 상태인 경우 (정신적으로 불안정하여, 맥박수가 90/분 이상)

통상의 치과치료

- 갑상선 기능 조절이 우선하고, 그 후에 치료를 시작한다. 내과의에게 자문을 구하여 조절 상태를 확인한다.
- 국소마취제로 시타네스트–옥타프레신®, 또는 스칸도네스트®를 사용하며, 표면마취를 병용한다.
- 혈압과 맥박을 관찰한다.
- 약제로 조절되기 시작하는 초기에는 그 부작용, 특히 범혈구 감소의 유무에 관해서 특히 유의한다.
- 항균제, 소염진통제는 조혈장기에 영향이 적은 것을 사용한다.
- 마크로라이드계(클라리스® 400 mg / 일, 지스로맥® 500 mg / 일, 지스로맥® SR 2 g / 일 등) 를 사용한다.
- 진통제는 가능한 한 1회요법으로 처방한다.

긴급을 요하는 치과치료

- 가능하면 종합병원 치과에 의뢰한다.
- 응급처치에 그친다.

- 전날부터 인데랄® 30 mg, 3분 (프로프라놀롤염산염)을 투여하여 증상을 억제한다.
- 전날부터 세르신® 6 mg, 3분/일로 투여해 둔다.
- 혈압과 맥박을 모니터한다.
- 국소마취제로 시타네스트 – 옥타프레신®, 또는 스칸도네스트®를 사용하며, 표면마취를 병용한다.
- 치료 중 혈압이 180/110 mmHg 이상이 되면 강압한다. 미오콜®스프레이 (니트로글리세린)를 1회 구강 내에 분무하고, 경과를 보고 강압이 불충분하면 다시 1회 분무를 추가한다.

전문의로부터의 메시지

- 치료 후에 고열이 나면 신속히 내과에서 수진하도록 지시하는 것이 중요하다.
- 치과치료에 수반하는 정신적 스트레스나 동통으로 갑상선기능항진증의 증상이 악화될 수 있는 점을 염두에 둔다.
- 섭식이 어려워도 복용을 중단하지 않도록 지시하는 것도 중요하다.

2 갑상선기능저하증 환자

 이것이 포인트

❶ 가능하면 갑상선기능이 정상화된 후에 치과치료를 한다. 내과 주치의로부터의 정보로 FT4 (유리 싸이록신), FT3 (유리트리요드사이로닌), TSH (갑상선자극호르몬) 수치를 파악한다.

- **문진의 포인트**
  - ▶ 원발성인지, 2차성 (하수체성 등) 인지를 확인한다.
  - ▶ 조절 상황을 확인한다(맥박수, 혈압, 부종 등).
  - ▶ 복용 약제를 체크한다.

❷ 서맥, 저혈압, 심부전 등의 순환기능저하를 수반하는 덴탈 쇼크를 일으키기 쉬우므로 주의해야 한다.

❸ 불안이나 긴장 완화에 힘쓰고, 치과치료 중에 받는 정신적 · 육체적 스트레스를 가능한 한 적게 한다.

❹ 에피네프린 첨가의 국소마취제의 사용은 가능한 한 피한다.

갑상선기능저하증이란?

갑상선호르몬의 분비가 감소되어, 혈중 갑상선호르몬이 저하된 상태이다. 원발성으로는 만성 갑상선염(하시모토병)이 가장 많다. 태생기 또는 유아기에 발증한 경우에는 크레틴증(cretinism)이라고 하며, 성인인 경우에는 점액수종이라고 한다.

주요증상은 이피로감, 동작 완만, 기억력 저하, 느린 대화법, 저체온, 더위를 탐, 피부건조, 탈모, 안면부종, 체중증가, 서맥, 저혈압, 쉰 목소리, 설비대 등이다.

뇌하수체성은 만성 부신기능부전이 합병되어 있고, 스테로이드제도 투여되고 있는 점에 유의해야 한다.

교감신경자극제와 갑상선호르몬제제

아드레날린, 노르아드레날린, 에페드린 등의 교감신경자극제를 함유하는 제제와 갑상선호르몬제제를 병용하면, 갑상선 호르몬이 카테콜아민류 수용체의 감수성을 증대시켜서, 교감신경자극제 작용이 증강된다. 관상동맥질환이 있는 환자에서 관상동맥부전의 위험이 높아진다.

준비해야 할 것

❶ 시타네스트 – 옥타프레신®   ❷ 아트로핀®주 0.05% 시린지

치과치료에서 유의해야 할 사항

≫ 갑상선 기능이 조절되고 있는 경우 (맥박이 60~90/분이고, 활동성의 저하가 없다)
• 통상대로 치과치료를 하지만, 치료제의 상호작용에는 주의해야 한다.
• 혈압과 맥박을 모니터한다.
• 에피네프린 첨가 국소마취제를 가능한 한 적게 한다. 치료제인 티라진®S (레포티록신나트륨) 등으로, 에피네프린의 작용이 증강될 위험성이 있어, 관상동맥질환이 있는 환자에게는 관상동맥부전의 위험이 증대된다. 협심증이나 심근경색의 기왕이 있는 환자에게는 에피네프린 함유 국소마취제의 사용은 피하는 편이 좋다.
• 와파린복용 환자에게는 치료제(티라진®S, 치로나민®)로 그 작용이 증강되는 수가 있으므로, PT-INR을 측정하고, 출혈에 유의한다.
• 항균제, 진통제는 통상대로 사용이 가능하다.

≫ 갑상선 기능이 조절되지 않는 경우 (맥박이 60/분 이하의 서맥으로, 활동성의 저하가 있다)

통상의 치과치료

- 갑상선 기능 조절이 우선하고, 그 후에 치료를 시작한다. 내과의에게 자문을 구하여, 조절 상태를 확인한다.
- 조절되면, '갑상선 기능이 조절되어 있는 경우'에 준하여 치료를 진행한다.

긴급을 요하는 내과치료

- 가능하면 종합병원 치과에 의뢰한다.
- 혈압과 맥박을 확인하고, 응급처치를 한다.
- 항균제, 진통제는 통상대로 사용이 가능하므로, 치성 급성 감염증에는 투약을 충분히 하고 종합병원 치과에 의뢰한다.
- 만일 서맥, 저혈압으로 쇼크에 빠진 경우에는 일반적 쇼크처치를 하고, 즉시 구급 이송한다.

■ 전문의로부터의 메시지

- 섭식이 어려워도 복용을 중단하지 않도록 지시하는 것이 중요하다.
- 뇌하수체성인 경우, 스테로이드 투여에 관해서 내과 주치의에게 반드시 확인한다.

■ 참고문헌

1) 小谷順一郎, 田中義弘 : 알고 싶은 것을 바로 알 수 있는 고령자 치과의료. 영말(永末)서점, 교토, 2008.
2) 上田裕, 須田英明 외 : 유질환자 · 고령자 치과치료 매뉴얼. 의치약출판, 도쿄, 1996.
3) 나가사키현 보험의협회 : 질환이 있는 환자의 치과치료 개정판. 나가사키 보험의협회, 나가사키, 2011.
4) 메르카졸 첨부문서. 2015년 10월 개정. 아스카제약주식회사.
5) 上田英雄, 武內重五郎 : 내과학. 아사쿠라(朝倉)서점, 도쿄, 2013.
6) 티라진®S 첨부문서. 2015년 1월 개정 (제12판), 아스카제약주식회사.

제10장 신경질환 환자

1 간질(뇌전증) 환자

 이것이 포인트

❶ 중도의 정신발달지체자, 뇌성마비자에게 간질이 합병되는 수가 많지만, 고령자에게도 뇌혈관장애나 인지증과 관련하여, 간질의 유병률이 높다고 알려져 있다. 문진으로 기왕을 파악하면서 필요에 따라서 주치의와 대진한다.

- 문진의 포인트
  - ▶간질발작의 타입 파악 (표1)
  - ▶조절 상황
  - ▶발작의 유인
  - ▶일상의 발작 시 대응
  - ▶복용 약제 파악 (표2)

❷ 간질이 약물요법으로 충분히 조절되고 있으면, 치과치료는 통상대로 할 수 있는 점을 설명하고, 환자·가족을 안심시키면서, 발작유발요인(광 자극, 과도한 피로, 환경의 변화, 정신적·신체적 스트레스, 생리 등)이 최소화되도록 힘쓴다.

· 간병인은 가능한 한 체어사이드에 있게 한다.

· 치과치료는 여유를 가지고 할 수 있는 환경을 설정하고, 환자가 심리적 평정을 유지할 수 있도록 관리한다.

· 소기(笑氣, 웃음가스, 아산화질소)에 의한 진정은 발작을 유발할 수 있으므로 피한다.

151

❸ 간질 발작은 멍하니 있을 때나 긴장에서 해방되었을 때에도 나타나기
쉬우므로, 기다리는 시간을 가능한 한 짧게 하고, 치료 종료 시에도
주의해야 한다.

❹ 치과치료 중의 발작에는 냉정히 대응한다.

❺ 항간질제로 치은비대가 유발되는 수가 있으므로, 구강위생상태를 양
호하게 유지하도록 최대한 노력을 기울여야 한다.

❻ 항간질제와 치과에서 사용하는 약제의 상호작용에 관해서 충분히 인
식해야 한다(표3).

❼ 난치성 간질 환자나 중증 치성 급성 감염증을 야기했을 때, 치은비대
가 현저하여 외과적 절제가 필요할 때, 매복치 발거 등은 종합병원
치과에 의뢰하는 것이 바람직하다.

간질이란?

간질은 여러 가지 원인에 의해서 초래되는 만성 뇌질환으로, 대뇌뉴런의 과
잉 발사에서 유래하는 반복성 발작을 특징으로 하며, 거기에 여러 가지 임상증
상 및 검사소견이 수반된다(WHO)고 정의된다.

간질은 확실한 뇌병변이 확인되지 않는 특발성 간질과 확실한 전신질환에 의
해 일으키게 되는 증후성 간질로 분류된다. 유병률은 1% 정도이며, 전체의
80%가 20세 이전에 발증하지만, 최근, 고령자에게 뇌혈관장애나 인지증과 관
련하여, 간질 유병률이 높아지고 있는 점이 시사되고 있다.

표1 간질발작형 국제 분류 (1981년)

발작형	종 류	
전반발작	결신 발작	몇 십초간 의식이 없어지는 발작. 경련을 일으키거나 넘어지지는 않는다.
	미오크로니 발작	전신 또는 손발 등 어딘가 일부분의 근육이 한순간 움찔하고 수축된다.
	간대 발작	무릎 등을 구부리는 행동을 취하고, 손발을 부들부들거리며 일정한 리듬으로 구부리거나 펴는 경련 발작.
	강직 발작	의식소실과 함께 전신이 경직되어 심하게 쓰러진다.
	강직간대 발작	의식소실과 함께 전신이 경직되며, 직후에 부들부들 전신이 경련한다.
	탈력 발작	전신의 힘이 순식간에 없어져서 무너지듯이 쓰러진다. 발작의 지속은 몇 초 이내이다.
부분발작	단순부분 발작	의식장애는 없다. 운동징후, 감각징후, 자율신경징후, 정신증상을 나타낸다.
	복잡부분 발작	의식장애가 있다. 단순부분발작으로 시작되어 의식장애를 수반하는 것과 의식장애로 시작되는 것이 있다.
	2차성 전반화 발작	부분 발작에서 시작되어, 대부분의 경우는 강직간대 발작으로 진전된다.

표2 항간질약의 종류

상품명	일반명
페노발®	페노바르비탈
알레비아틴®, 히단토인®	페니토인
엑세그란®	조니사마이드
테그레톨®	카르바마제핀
데파켄®	발프로산나트륨
리보트릴®, 란도센®	클로나제팜
호리존®, 세르신®	디아제팜
브리미돈®	프리미돈
오스포로트®	설티암
다이아목스®	아세타졸라마이드
벤자린®	니트라제팜
자론틴®	에소석시마이드
마이스탄®	클로바잠
가바펜®	가바펜틴
토피나®	토피라메이트
라미크탈®	라모트리긴
이케프라®	레베티라세탐

표3 치과임상에서 사용하는 약제와 항간질약의 상호작용

치과임상에서 사용하는 약제 〈적응〉	항간질약 상품명(일반명)	상호작용
카르바페넴계 항균제 〈치성 감염증〉	데파켄® (발프로산나트륨)	• 데파켄®의 혈중농도가 저하되어, 간질 발작이 재발하는 수가 있다. • 병용금기
마크로라이드계 항균제 〈치성 감염증〉 아졸계 항진균제 〈구강칸디다증〉	테그레톨® (카르바마제핀)	• 테그레톨®의 혈중농도가 급격히 상승하여, 중독증상(졸음, 오심, 현기증 등)이 나타날 수 있다. • 병용주의
카로날® (아세트아미노펜) 〈치성 동통〉	알레비아틴® (페니토인)	• 카로날®의 장기투여로 간기능장애를 일으킬 수 있다 • 병용주의
이트리졸® (이트라코나졸) 〈구강칸디다증〉	알레비아틴® (페니토인)	• 이트리졸®의 혈중농도가 저하되어, 효과가 감약된다. • 병용주의
프린페란® (메토클로프라미드) 〈오심〉	테그레톨® (카르바마제핀)	• 신경증상(보행장애, 운동실조, 안진, 복시, 하지반사항진)이 나타날 수 있다. • 병용주의

■ 간질의 경련발작의 예방과 발작 시의 대응

≫ 치과치료 중 발작의 예방

❶ 당일 항간질약을 복용한 것을 확인하고, 예약 시간대에 치료를 시작·종료한다.

❷ 전구증상이나 전조가 나타나는 경우를 미리 파악해 두고, 그 징후가 나타났을 때에는 그 날의 치과치료는 중지한다.

❸ 치과용 국소마취제 사용은 문제가 없으므로, 가능한 한 무통처치에 유의한다. 정신적 스트레스도 최소화하도록 배려한다.

≫ 치과치료 중에 발작을 일으킨 경우의 대응

❶ 즉시 처치를 중지하고, 모든 기구 등을 구강 내에서 제거한다.

❷ 의자에서 떨어지지 않도록 안전확보에 힘쓴다.

❸ 머리를 옆으로 돌려서 기도를 확보하고, 생징후를 확인한다. 발작의 상황 파악에 힘쓰고, 진정되기를 조용히 지켜본다.

❹ 발작이 진정되면, 구강내 저류물은 모두 흡인·제거하고, 안정을 유지한다. 그때, 치아 손상이나 점막 손상 유무를 체크한다.

❺ 경련발작이 길어지면 산소투여를 개시한다.

❻ 세르신® (디아제팜) 0.2 mg/kg (통상 1A 10 mg)을 정맥주사한다.
⇒ 단, 일반치과의원에서는 경련발작 중에 약제의 정맥내 투여가 어렵다고 생각되므로, ❶~❺의 처치에서 발작이 진정되면 구급 이송하는 것이 바람직하다.

❼ 5분 이상의 전신경련 발작이 지속되는 경우나 중적 발작이 나타날 때에는 즉시 전문병원으로 구급 이송한다.

준비해야 할 것

• 세르신®   • 산소투여장치

치과치료에서 유의해야 할 사항

》》 간질발작이 조절되고 있는 경우
• 과거 1년 이내에 간질발작이 없는 것

❶ 당일, 항간질약을 복용한 것을 확인하고, 통상대로 치과치료를 한다.

❷ 에피네프린 함유 국소마취제는 통상대로 사용이 가능하다.

❸ 투약이 필요한 경우, 항간질약과 병용하지 않는 편이 좋은 약제가 있으므로 주의해야 한다(표3).

》》 간질발작이 조절되지 않는 경우

❶ 간질의 기왕이 있는데 항간질약을 복용하지 않았거나, 불규칙한 복용으로 조절 상태가 좋지 않을 때는 주치의에게 자문을 구하여, 간질을 먼저 조절하도록 한다.

❷ 난치성 간질환자인 경우
• 전신상태가 불량할 때, 전구증상이나 전조(표4)가 확인될 때에는 그 날의 치료는 피한다.

표4 간질의 전구증상과 전조

정의	전구증상 : 발작이 일어나기 몇 시간~며칠 전부터의 증상 전조 : 발작이 일어나기 시작한 증상
증상	감각증상 : 마비, 부동감, 동계, 구역질, 두통 등 시각, 청각, 미각, 후각증상 : 여러 가지 형태로 나타난다. 이명이나 소리가 난다. 맛이 변한다. 이상한 냄새가 난다 등 정신증상 : 불안, 초조 등
특징	여러 가지 증상이 나타나지만, 사람에 따라서 정해진 증상이 나타나는 경우가 많다.

- 당일, 항간질약을 복용한 것을 확인하고, 간질 발작의 전구증상이나 전조가 없는 것도 체크한 후에 신중히 치과치료를 한다.
- 에피네프린 함유 국소마취제는 통상대로 사용 가능하다.
- 난치성 간질 환자는 여러 종류의 약제를 병용하고 있어서, 다른 약제와의 상호작용에 주의해야 한다(표3).
- 간질 발작 시에는 앞에서 기술하였듯이 냉정히 대응한다.

전문의로부터의 메시지

- 간질은 빈도가 높은 질환이다. 만일, 치과치료 중에 경련발작이 일어나도, 당황하지 말고 대응하기 바란다. 대개는 몇 분만에 가라앉지만, 집적 발작(集積發作)이라고 판단되면, 즉시 구급차를 요청한다.

2 파킨슨병 환자

이것이 포인트

❶ 문진으로 파킨슨병의 발증 시기, 중증도(기립성 저혈압의 기왕이나 연하장애는 반드시 체크) (표5), 복용 약제(표6)를 체크한다. 필요하면 주치의에게 자문을 구한다.

- 문진의 포인트
  ▶발증 시기와 중증도의 파악
  ▶기립성 저혈압이나 연하장애의 유무 파악
  ▶복용 약제의 체크와 그 부작용 유무

❷ 복용 약제의 용량 변경이나 복약 중지로 *악성증후군을 야기하는 수가 있으므로, 치과치료를 위해서 약제 조절을 해서는 안 된다.

❸ 치과치료는 충분한 시간을 들여서, 여유를 가지고 치료를 진행한다.

❹ 기립성 저혈압을 일으키는 수가 있으므로, 치과용 의자의 등판을 일으킬 때는 천천히 조작하고, 환자의 생징후를 체크한다.

❺ 연하반사의 장애가 있다, 특히 유연(流涎, 침 흘림)이 나타날 때는 장애 정도가 고도라는 점을 시사하므로, 인상재나 보존수복물 · 보철물, 리머 등을 잘못 삼키지 않도록 세심한 주의가 필요하다.

❻ 자세반사장애가 보이므로, 진료실로 이동하거나 치과용 의자에 오를 때 엎어지지 않도록 주의한다.

❼ 치료제의 복용과 관계없이 증상이 나빠지거나, 갑자기 악화되는 수(on · off 현상)가 있는데, 약제효과시간이 단축되는 현상(wearing · off 현상)도 있으므로, 복약 후 예약하는 것이 좋다.

❽ 치과용 국소마취제 사용에는 특별한 제한이 없다.

❾ 항균제, 소염진통제는 통상대로 사용한다.

❿ 증상이 진행되면, 칫솔질이 불충분해져서, 구음 · 저작 · 연하장애와 함께 구강 상태가 불결해지기 쉽다. 오연성 폐렴도 쉽게 생기므로, 구강위생관리를 철저히 해야 한다.

⑪ 생활기능장애 Ⅲ도(Hoehn-Yahr의 중증도 분류 stage Ⅴ)인 환자에게는 의치의 조정 정도에 그치고, 외과처치 등 침습을 수반하는 경우는 종합병원 치과에 의뢰한다.

표5 파킨슨병 환자의 중증도 분류

Hoehn-Yahr의 중증도 분류			생활기능장애
stage Ⅰ	일측성 장애로 한쪽만 진전, 고축(固縮, 경직)을 나타낸다. 경증례이다.	Ⅰ도	일상생활, 통원에 간병이 거의 필요 없다.
stage Ⅱ	양측성 장애로 자세의 변화가 상당히 명확해지고, 진전, 고축(固縮, 경직), 무동 모두 양측에 나타나서 일상생활이 다소 불편하다.		
stage Ⅲ	양측성으로 확실한 보행장애가 나타나고, 방향전환의 불안정 등 자세반사장애가 있다. 일상생활동작장애도 상당히 진전되어, 돌진현상이 확실히 나타난다.	Ⅱ도	일상생활, 통원에 간병이 필요하다.
stage Ⅳ	양측성으로 기립이나 보행 등의 일상생활동작의 저하가 현저하고, 노동능력이 상실된다.		
stage Ⅴ	완전히 동작불능상태로, 간호에 의한 휠체어 이동, 또는 자리를 깔고 몸져눕게 된다. 기립보행 불가.	Ⅲ도	일상생활에 전면적인 간병이 필요하고, 기립 불능.

(Hoehn-Yahr의 중증도 분류, 후생노동성 생활기능장애도 분류에 의한다)

---

*악성증후군

악성증후군은 발열, 발한, 진전, 빈맥 등의 증상을 특징으로 하며, 향정신제를 사용할 때 항상 고려해야 하는 중대한 부작용이다. 특히 항정신병제의 투여 중, 증량 시에는 주의를 요한다. 또 항파킨슨병제를 계속 사용하고 있을 때, 급격한 중지·감량으로도 악성증후군이 나타날 수 있다.

악성증후군은 드물지만, 방치하면 생명과 관련되므로, 세심한 주의를 요하는 부작용이다. 원인불명의 발열이 나타날 때에는 악성증후군을 염두에 두어야 한다. 전형적인 증상에는 발열(미열로 시작되는 경우도 있지만, 대개는 38~40°에 이르는 고열), 발한, 유연, 언어·연하장애, 빈맥, 무동·과묵·의식장애, 근경직, 진전 등이 있다. 탈수증상, 영양장애, 호흡장애, 순환장애, 신부전 등이 병발하면 죽음에 이르기도 한다.

표 6 항파킨슨병제(경구제)에 관해서

파킨슨병 치료제는 도파민을 증가시키도록 작용한다. 또 아세틸콜린의 작용을 약화시키도록 작용하는 약제도 사용된다.

분류	주요 약제
래보도파제제	레보도파+벤세라지드
	이씨·도팔®, 네오도파졸®, 마도파®
	레보도파+카르비도파
	메네시트®, 네오도파스톤®
	레보도파+카르비도파+엔타카폰
	스타레보®
도파민 수용체 자극제	맥각계(麥角系)
	팔로델®, 퍼막스®, 캐바설®
	비맥각계
	비·시프롤®, 미라펙스®, 레키프®, 레키프®CR, 도민®
MAO-B 저해제	에프피®
COMT 저해제	콤탄®
아데노신A2A 수용체 길항제	노우리아스트®
항콜린제	아텐®, 파킨®, 아키네톤®
레보도파 부활제	트레리프®
도파민 방출 촉진제	신메트렐®
노르아드레날린 보충제	돕스®

파킨슨병이란?

파킨슨병(PD)은 경변성 질환 중에서도 빈도가 높으며, 그 임상적 특징은 운동 완만(무동), 안정 시 진전(환약처럼 둥근 모양의 진전), 근육의 고축(경직), 자세반사장애(전경자세로 종종걸음, 발을 끄는 듯한 걸음, 위축된 다리, 돌진현상)이다. 파킨슨병은 임상적으로는 운동장애질환이지만, 현재는 여러 가지 비운동증상을 수반한다고 널리 알려져 있으며, 자율신경, 감각, 수면, 인지, 정신장애를 초래한다. 우울증은 약 50%로, 인지증은 약 20%로 나타난다. 발병률은 10만명에 100~120명이며, 전국에 12~15만명의 환자가 있다고 추정된다. 발증에 남녀차가 없고, 발증연령은 50~70세가 많으며, 완서진행성이다. 파킨슨병에서는 흑질선조체(黑質線條體)의 변성이 일어나며, 이 때문에 뇌내의 도파민량이 저하된다.

또 할로페리돌이나 클로르프로마진 등의 D2 수용체 차단제는 도파민의 작용을 약화시키는 작용이 있어서, 이 약제를 복용하는 환자에게 파킨슨병 같은 증상이 일어나는 수가 있다. 이것을 약제성 파킨슨증후군이라고 한다. 파킨슨증후군은 뇌염, 뇌혈관장애 등에 의해서도 일어난다.

치과치료에서 유의해야 할 사항

생활기능장애 Ⅰ도(Hoehn-Yahr의 중증도 분류 Ⅰ·Ⅱ도)인 환자

■**일상생활, 통원에 간병이 거의 필요 없다.**
• 거의 통상대로 치과치료가 가능하지만, 기립성 저혈압은 혈관운동 신경반사의 장애나 도파민작동제의 부작용에 의해서도 생기므로, 항상 주의해야 한다.

생활기능장애 Ⅱ도(Hoehn-Yahr의 중증도 분류 Ⅲ·Ⅳ도)인 환자

■**일상생활, 통원에 간병이 필요하다.**
• 치료 시에는 치과보조원이 구강내 흡인을 적절히 하여, 시야를 확보하면서 환자가 이물질을 삼키지 않도록 주의한다.
• 구순, 혀, 하악 등의 떨림이 있는 경우에는 절삭기구 등으로 연조직이 손상되지 않도록 주의가 필요하다. 필요에 따라서 개구기를 사용한다.
• 기립성 저혈압에 충분히 주의한다.
• 인상재나 보존수복물·보철물, 리머 등을 잘못 삼키지 않도록 세심한 주의가 필요하다.
• 국소마취제는 통상대로 사용이 가능하지만, 자율신경장애가 있을 때에는 혈압이나 맥박이 변동되기 쉬워서, 동통자극을 가급적 적게 하도록 배려한다.

생활기능장애 Ⅲ도(Hoehn-Yahr의 중증도 분류 Ⅴ도)인 환자

■**일상생활에 전면적인 간병이 필요하고, 기립 불능.**
• 통원은 불가능하지만, 방문 진료로 진찰할 수 있다. 의치의 조정 정도에 그친다.
• 외과처치 등 침습도가 높은 처치는 종합병원 치과에 의뢰한다.

전문의로부터의 메시지

치료제가 복잡하고 어려운 이미지의 파킨슨병이지만, 치과치료를 한 후에는 불수의운동의 유무가 가장 문제가 되지 않을까 생각된다. 파킨슨병 환자는 상태가 좋은 시간대인 경우가 많으므로, 환자와 상담 후, 치료시간을 결정하면 된다.

■ 참고문헌
1) 森崎市治郎 외 편 : 장애자 치과 가이드북. 의치약출판, 도쿄, 1999.
2) 上田裕, 須田英明 외 : 유질환자 · 고령자 치과치료 매뉴얼. 의치약출판, 도쿄, 1996.
3) 나가사키현 보험의협회 : 질환이 있는 환자의 치과치료 개정판. 나가사키 보험의협회, 나가사키, 2011.
4) 小谷順一郎, 田中義弘 : 알고 싶은 것을 바로 알 수 있는 고령자 치과의료. 영말(永末)서점, 교토, 2008.
5) 福井次矢, 黒川清 감역 : 해리슨내과서 제3판. Medical · Science · International, 도쿄, 2009.

제11장 류머티스 관절염 (RA) 환자

 이것이 포인트

❶ 문진으로 병상(활동기인지의 여부 등), 각종 치료제의 복용상황을 잘 파악한다. 불분명한 점이 있으면 주치의에게 자문을 구한다.

- 문진의 포인트
  ▶병상 : 진행도 (스타인브로커분류/표 1), 활동기인지의 여부
  ▶복용 약제의 종류, 양, 복용기간
  ▶합병증 : 당뇨병, 골다공증, 소화성궤양, 심장질환, 간질성 폐렴, 그 밖의 자기면역질환 등

❷ 염증이 심한 활동기에는 응급처치에 머물고, 안정기에 계획적으로 치과 치료를 한다.

❸ 병상의 정도에 따라서 치과치료 중의 체위에 제한이 생긴다. 환자가 가장 편안한 체위에서 처치를 하고, 체어 타임을 가능한 한 단축하도록 배려한다.

❹ 스테로이드제 복용 등으로 골다공증이 합병되어 있는 경우도 많아서, 진료실 내에서의 전도나 그에 수반하는 골절의 방지에 힘쓴다. 필요에 따라서는 이동 시에 도움이 필요하다.

❺ NSAIDs를 상용하는 경우도 많아서, 진통제의 처방 시에는 중복을 피하고, 소화성 궤양의 발증이나 악화에 주의한다.

❼ 악관절에 이상이 나타났을 때는 장시간의 개구를 피하도록 배려한다.

❽ 스테로이드 커버나 악골괴사 발증 예방에 유의해야 하는 경우가 있다 (참조 스테로이드제 사용 환자의 항 p.33, BP제제, 항RANKL 모노클로널 항체제제 사용 환자의 항 p.20).

❾ 칫솔질이나 의치의 착탈이 어려워지는 수가 있으므로, 가족을 포함하여 적절한 조언을 한다.

류머티스 관절염의 진단기준

❶ 3개 이상의 관절에서, 손가락으로 누르거나 움직이면 통증을 느낀다.
❷ 2개 이상의 관절에서 염증으로 인한 종창이 보인다.
❸ 아침에 경직이 나타난다.
❹ 피하결절(류마토이드 결절)이 팔꿈치나 무릎 등에 나타난다.
❺ 적침에 이상이 나타난다. 또는 CRP가 양성이다.
❻ 혈액검사에서 류마토이드인자(RF)가 양성이다.
이상의 6항목 중 3항목 이상에 해당하는 경우를 조기 류마토이드 관절이라고
한다(일본류머티스학회/1994년에 의한다).

표1 류머티스 관절의 기능장애도 (스타인브로커 분류)

Class 분류	증 상
Class Ⅰ	신체기능이 완전하여 자유롭게 보통일을 전부 할 수 있다.
Class Ⅱ	동작할 때에 1관절 또는 그 이상의 관절에 고통이 있다. 또는 운동제한은 있어도 보통의 활동이라면 어떻게든 할 수 있을 정도의 기능.
Class Ⅲ	보통 일이나 자기 주변의 일을 조금 하거나 거의 할 수 없을 정도의 기능.
Class Ⅳ	자리를 깔고 몸져 눕거나 휠체어에 앉은 채 있으며, 주변의 일도 대부분, 또는 전혀 할 수 없을 정도의 기능.

표2 류머티스 관절염의 치료제

일반적으로 류머티스 관절염의 동통 완화 및 진행의 억제에는 비스테로이드성 소염진통제를 비롯해서, 항류머티스제나 스테로이드에 의한 약물요법을 하며, rehabilitation을 병행한다. 최근에는 조절이 어려운 중증례에 생물학적 제제를 사용하게 되었다.

❶ 항류머티스제	류마트렉스®(메토트렉세이트)	관절파괴를 억제하는 약제로 거의 제1선택으로 사용된다. 중독 부작용으로 골수억제와 간질성폐렴이 있으며, 75세 이상의 고령자에게 투여하는 것은 권장하지 않는다.
	리마틸®(브실라민), 아자르피딘®EN(사라조설파피리딘), 프로그라프®(타크로리무스)	MTX의 적응이 없는 환자에게 제2선택제로 사용된다.
❷ 스테로이드제	다른 약제의 개발로 근년 스테로이드제는 NSAIDs와 똑같은 대증요법제로 취급되고 있지만, 치료효과의 발현은 다른 약제에 비해 압도적으로 빨라서 급성기 치료에 사용된다.	
❸ 생물학적 제제	레미케이드®(인플릭시맙)	TNFα 저해제
	엔브렐®(에타너셉트)	
	휴미라®(아달리무맙)	
	심포니®(고리무맙)	
	심지아®(세톨리주맙)	
	오렌시아®(아바타셉트)	T 세포활성화 억제제
	악템라®(토시리즈맙)	IL-6 저해제
	이라리스®(카나키누맙)	IL-1 저해제

치과치료에서 유의해야 할 사항

스타인브로커 Class I인 환자

■신체기능이 완전하여 자유롭게 일반적인 일을 모두 할 수 있다.

• 통상대로 치과치료는 가능하지만, 복용 약제의 영향을 배려하는 것이 필요하다.

스타인브로커 Class II인 환자

■동작할 때 1관절 또는 그 이상의 관절에 고통이 있다. 또는 운동제한은 있어도 보통의 활동이라면 어떻게든 할 수 있을 정도의 기능.

- 거의 통상대로 치과치료는 가능하지만, 복용 약제의 영향을 배려하는 것이 필요하다.
- 치료 시의 체위로 고통이 없는지를 확인하고, 체어 타임은 가능한 한 짧게 한다.

스타인브로커 Class III인 환자

■일상 생활이나 자기 주변의 일을 조금 하거나 거의 할 수 없을 정도의 기능
- 치과치료에는 일정한 배려가 필요하며, 이동에는 도움이 필요하다. 체위는 환자가 가장 편안한 위치를 설정하고, 베개나 모포로 고정한다. 체어 타임은 가능한 한 짧게 하고, 고통을 수반하지 않도록 배려한다.
- 복용 약제도 반드시 체크하고, 그 영향에 관해서 충분히 배려해야 한다.

스타인브로커 Class IV인 환자

■자리를 깔고 몸져 눕거나 휠체어에 앉은 채로, 주변의 일도 대부분, 또는 전혀 할 수 없을 정도의 기능
- 의치의 조정 정도에 그치고, 관혈처치 등 침습도가 높은 처치는 종합병원 치과에 의뢰한다.

전문의로부터의 메시지

- 근래 류머티스 관절염과 치주질환의 관련을 시사하는 연구결과가 많이 발표되어 있어서, 류머티스 질환을 제어하기 위해서도 적극적인 치과치료가 요망된다.
- 스테로이드제, 면역억제제 복용 중이라도 처치 전 항균제를 투여할 수 있으면 관혈적 처치도 문제없이 할 수 있는 경우가 대부분이다.
- 악골괴사를 피하기 위해서 BP제제를 포함한 투여력을 주의깊게 청취하고, 불분명한 점은 담당의사에게 문의하는 등의 대응을 취하는 것이 바람직하다.

■ 참고문헌
1) 小谷順一郎, 田中義弘 : 알고 싶은 것을 바로 알 수 있는 고령자 치과의료. 영말(永末)서점, 교토, 2008.
2) 上田裕, 須田英明 외 : 유질환자·고령자 치과치료 매뉴얼. 의치약출판, 도쿄, 1996.
3) 栗原章 감수 : 포켓 정형외과핸드북. 남강당, 도쿄, 2008.
4) 레미케이드® 점적정주용100 첨부문서. 타나베미츠비시제약(田辺三菱製薬).

제12장 소화성 궤양 및 염증성 장질환 환자

 이것이 포인트

❶ 문진으로 병명·병상을 파악한다. 위·십이지장궤양, 궤양성 대장염, 크론병(Crohn's disease), 베체트병(장관형) 등에 관해서 상세한 내용을 확인한다. 필요하면 주치의에게 자문을 구한다.

- 문진의 포인트
  ▶ 병명, 병태(활동기인지의 여부)의 확인
  ▶ 변의 성상 확인, 타르변(검은 연변)의 유무
  ▶ 헬리코박터·파일로리균 제균의 유무
  ▶ 사용 약제의 체크 (표1)

❷ 스트레스로 궤양이 악화될 수 있으므로 주의해야 한다. 치과치료에서도 스트레스를 적게 하는 배려가 필요하다.

❸ NSAIDs를 사용할 때에는 최대한 배려하도록 한다. 진통제가 필요할 때는 카로날®(아세트아미노펜)을 1회요법으로 최소량 사용한다. 비교적 심한 동통이 예상될 때는 트람셋트®(트라마돌염산염·아세트아미노펜배합정)를 사용한다.

❹ 항균제 투여로, 출혈성 장염이나 위막성 장염을 야기하는 수가 있으므로, 항균제 투여는 신중히 한다.

❺ 면역억제제나 생물학적 제제를 사용하고 있을 수 있으므로, 감염에 유의한다.

❻ 타가메트®(시메티딘), 잔탁®(라니티딘) 복용 중인 환자에게 세펨계 항균제를 투여할 때는 음주를 금지한다.

❼ 스테로이드제의 사용(염증성 장질환에서는 이미 사용되고 있을 가능성 있음)은 주치의와의 협진하에 한다.

❽ 소화성 궤양 및 염증성 장질환 환자는 충분히 씹어 먹는 것이 특히 중요하므로, 장애를 받고 있는 저작기능의 회복에 적극적으로 힘쓴다.

⑨ 염증성 장질환(크론병, 궤양성 대장염, 장관형 베체트병)은 설사를 일으키기 쉬워서, 치과치료 중에도 배려가 필요하다. 화장실에 가고 싶을 때에는 언제라도 치료를 중단할 수 있다는 점을 알려준다.

표1 소화성 궤양 용제의 종류

종 류	상품명 (일반명)
프로톤펌프 저해제 (PPI)	오메프랄®(오메프라졸) 파리에트®(라베프라졸) 다케프론®(란소프라졸) 넥슘®(에소메프라졸) 다케캡®(보노프라잔)
히스파민 H2 차단제	타가메트®(시메티딘) 아시논®(니자티딘) 가스터®(파모티딘) 프로테카딘®(라푸티딘) 알타트®(록사티딘초산 에스테르염산염)
기타	이사론®(알디옥사) 가스론N®(이르소글라딘말레산염) 알사르민®(수크랄페이트) 미라돌®, 도그마틸®(설피리드) 셀벡스®(테프레논) 프로맥®(폴라프레징크) 무코스타®(레바미피드) 마즈렌®S(아즈렌설폰산나트륨, L-글루타민) 코란틸®(디사이클로민염산염, 수산화알미늄, 산화마그네슘)

치과치료에서 유의해야 할 사항

》》위 · 십이지장궤양

급성기~발증부터 약 2개월 정도

- 치과치료에 의한 스트레스를 적게 하고, 투약의 필요성도 있다는 점에서, 관혈적 처치, 본격적 치과치료는 증상이 안정된 후에 한다.
- NSAIDs 투여는 기본적으로 금기이다.
- 항균제의 사용은 가능하지만, 신배설형이 보다 안전하다.

만성기~반흔형성기

- 치과치료는 가능하지만, 위 · 십이지장궤양이 재발하지 않도록 치과치료에 수반하는 스트레스를 가능한 한 적게 하도록 힘쓴다.
- 항궤양제를 복용하고 궤양 치유가 확인되지 않으면, NSAIDs 사용이 기본적으로 금기이지만, 필요한 경우에는 카로날®(아세트아미노펜)을 1회요법으로 사용한다.
- 헬리코박터 · 파일로리균이 제균되어 있는 경우는 궤양의 재발위험이 낮아서 NSAIDs의 사용도 가능하지만, 최소량으로 사용한다.

》》크론병(Crohn's disease), 궤양성 대장염

- 완화기와 활동기를 반복하는 만성질환이므로, 치과치료는 활동기에는 응급 처치에 그치고, 관해기에 계획적으로 하도록 한다.
- 증상의 악화와 소화관 천공을 초래하지 않도록 치과치료 시 배려가 필요하다. 치료에 수반하는 스트레스를 최소화하고, NSAIDs의 투여도 피한다.
- TNFα 저해제(참조 류머티스 관절 환자의 항 p.162~) 등의 면역억제제를 사용하고 있을 수 있으므로, 감염에는 항상 유의한다. 발치 등의 관혈처치를 할 때에는 항균제의 예방 투여를 고려한다.
- 구강점막의 궤양을 수반하는(특히 크론병) 경우도 있으므로, 같은 병변에 대한 대상요법을 하면서 구강 내의 청결을 유지할 수 있도록 도와준다.

표2 크론병(Crohn's disease)의 약물요법

종 류	상품명 (일반명)
스테로이드제	프레드닌®(프레드니솔론)
5-아미노살리틸산제제	사라조피린®(사라조설파피리딘) 펜타사®(메살라진)
면역조정제	이뮤란®(아자티오프린) 로이케린®(메르캅토푸린) 프로그라프®(타크로리무스수화물)
TNFα 저해제	레미케이드®(인플릭시맙) 휴미라®(아달리무맙)

크론병(Crohn's disease)이란?

크론병은 완화·악화를 반복하면서 점차 진행되어, 전신질환의 양상을 나타내는 만성질환으로, 근래 일본에서 급증하고 있다. 주로 젊은 연령의 성인에게 나타나며, 구강에서 항문까지의 전 소화관에 궤양을 수반하는 구역성 염증성 병변이 단발 또는 다발한다. 주요소견에는 장관의 종주궤양, 포석상, 비건락 유상피육아종이 있다. 병인은 불분명하며, 설사, 발열, 복통, 항문부병변이 4대 증상이다. 체중감소, 빈혈, 영양장애 등 다양한 전신증상을 수반하기도 한다. 기본적 치료는 영양요법, 약물요법(표2), 외과적 치료이다. 스테로이드제가 활동기의 약물요법의 중심적 역할을 한다.

전문의로부터의 메시지

- 내복약의 문진이 중요.
- 치료 스트레스나 약제 투여로 소화관의 궤양성 병변의 재발이나 악화의 가능성이 있는 점에 유의하고, 환자에게 미리 설명해 둔다.
- 소화관의 궤양성 병변으로 증상이 있는 경우에는 주치의와 협진하여 필요최소한의 처치에 머문다.

■ 참고문헌

1) 井村裕夫 : 알기 쉬운 내과학 제3판. 문광당, 도쿄, 2008.
2) 上田裕, 須田英明 외 : 유질환자·고령자 치과치료 매뉴얼. 의치약출판, 도쿄, 1996.
3) 나가사키현 보험의협회 : 질환이 있는 환자의 치과치료 개정판. 나가사키 보험의협회, 나가사키, 2011.
4) Ann Int Med 156 : 350-359, 2012.

제13장 뇌혈관장애 환자

 이것이 포인트

❶ 문진(가족을 포함하여 하는 것이 바람직하다)으로 뇌혈관장애의 유무를 파악하면서 그 병태(특히, 후유증의 정도), 복용약제의 상세한 내용을 안다. 필요에 따라서 주치의에게 자문을 구한다.

● 문진의 포인트
  ▶ 뇌혈관장애의 종류
  ▶ 발증 시기
  ▶ 중증도와 기초질환의 종류 및 조절 상태
  ▶ 후유증의 유무와 그 정도
  ▶ 복용 약제(강압제, 항혈전제, 고지혈증 치료제, 뇌순환 · 대사개선제, 항불안제, 항간질제, 혈당강하제 등)의 체크
  ▶ 간질발작의 유무

❷ 후유증으로 편마비, 실어, 구음장애, 연하장애, 정신장애, 경련발작, 불수의운동 등이 나타나므로, 치과치료에 어느 정도 지장이 있는지에 관해서 파악한다.

❸ 넘어지지 않도록 예방하는 것에 유의하고, 부축하면서 의자까지 유도한다.

❹ 마비측을 아래로 하는 체위를 가능한 한 취하지 않도록 유의한다.

❺ 환자는 치과치료에 불안을 느끼고 있으므로, 충분한 시간으로 긴장을 완화시키고, 무통처치에 유의한다.

❻ 종종 심장질환, 고혈압, 당뇨병 등의 기초질환이 합병되어 있어서, 그 상세한 내용에 관해서 파악하고, 각각에 관해서 충분히 배려한다. 기초질환이 조절되지 않는 경우, 이 질환들에 대한 치료를 우선해야 한다.

❼ 뇌경색, 뇌출혈, 지주막하출혈 등의 발증 후 6개월 정도는 치과치료에 관해서는 응급처치정도로 머문다.

❽ 항혈전요법이 시행되고 있는지의 여부를 반드시 확인한다.

❾ 부분마비 환자는 실어증이나 병태실인 등으로 인해서 치과치료 중에 전신상태를 평가하기 어려울 수 있으므로, 지속적인 관찰 하에서 처치하는 것이 바람직하다.

❿ 고령자는 불현성 오연의 빈도도 높기 때문에, 오연성 폐렴을 예방하기 위해서 특히 구강위생관리가 중요하다.

⓫ 중증 기초질환이 합병되어 있는 경우, 후유장애의 정도가 중증으로 회복이 불량한 경우, 혈압의 변동이 커서 재출혈이 염려되는 경우 등은 종합병원 치과에 의뢰하는 것이 바람직하다.

⓬ 대부분이 뇌혈관장애에 의한 것은 아니지만, 구강마비, 가성 구강마비 환자에게도 연하장애가 확인되므로, 치료 시의 오연에 주의해야 한다.

뇌혈관장애의 분류

》 뇌출혈 (뇌실질내 출혈)

- 피각출혈, 시상출혈, 소뇌출혈 등.
- 출혈성 소인, 동정맥기형 등도 원인이지만, 일반적으로 고혈압성 뇌내출혈이 많다. 갑자기 뇌졸중 발작으로 일어나는 경우가 많지만, 때로 두통, 현기증, 한쪽 마비·탈력 등의 전구증상을 확인한다. 발작 시 증상은 구토, 실금, 경련, 경부경직, 신경증상(한쪽의 운동·지각장애, 공동편시, 실어증, 반맹 등), 의식장애 등이 있다. 발작 시에는 혈압이 더욱 상승하는 경우가 많다.

》 뇌경색

- 라크나경색, 아테롬혈전성 뇌경색, 심원성 뇌색전증.
- 뇌혈전증은 아테롬혈전성 뇌경색과 라크나경색으로 나누어지는데, 뇌동맥 자체의 혈류장애로 혈전이 형성되어 발증한다. 소동맥의 폐색에 의한 것을 라크나 경색이라고 한다. 안정 시에 발증하는 경우가 많고, 몇 분만에 완성된다. 또 심원성 색전증은 부정맥(주로 심방세동) 등에 수반하여 심벽재성

혈전이 뇌혈관으로 유입되어 폐색됨으로써 일어나며, 일상활동 시에 생기는 경우가 많다. 증상은 뇌출혈과 마찬가지이지만, 부분 마비, 구강발음장애, 현기증, 시야장애 등, 다양한 신경학적 이상을 일으킨다.

≫ 지주막하출혈

• 지주막과 연막 사이에 출혈이 생기고, 뇌척수액 속에 혈액이 혼입되는 상태이다. 원인의 대부분은 뇌동맥류의 파열이지만, 뇌동맥기형에서 발생한 출혈인 경우도 있다. 갑작스런 동통으로 발증하는 경우가 많으며, 중증도도 여러 가지이다.

치과치료에서 유의해야 할 사항

뇌출혈 환자

❶ 뇌출혈의 주요 원인은 고혈압이므로, 주치의의 지시대로 규칙적으로 강압제를 복용하고 있는지의 여부를 확인하는 것이 중요하다.

❷ 치과치료 중에 급격한 혈압상승을 초래하지 않도록 가능한 한 동통으로 자극하지 않는다. 치과치료에 대한 불안 등의 심리적 스트레스도 최소화하는 배려가 필요하다.

• 국소마취 시에는 반드시 표면마취를 한다.

• 처치 전 진정제의 경구투여, 소기(笑氣, 웃음가스, 아산화질소) 흡입진정법, 정맥내 진정법 등을 한다.

❸ 치과치료 중에는 혈압을 관찰하고, 급격한 혈압상승은 강압해야 한다 (참조 고혈압 환자의 항 p.50~). 과도한 강압은 뇌허혈을 야기할 수 있으므로 신중을 요한다.

❹ 재출혈의 기왕이나 강압치료에도 불구하고 혈압을 조절할 수 없는 환자는 종합병원 치과에 의뢰하는 것이 바람직하다.

뇌경색 환자

❶ 뇌경색 환자는 고혈압, 협심증, 심근경색, 심방세동, 심장판막증, 당뇨병,

심부전 등의 합병증이 있는 경우가 많으므로, 그 질환에 관해서 충분히 파악해 두어야 한다.

❷ 복용 약제도 여러 갈래에 걸쳐 있어서, 치과치료에 양향을 미치는 약제도 많으므로, 약제수첩 등에서 정확히 파악해야 한다.

❸ 대부분의 환자가 항혈전제를 복용하고 있으리라 생각되므로, 출혈을 수반하는 치과처치에는 충분히 국소지혈을 한다(참조 항응고제, 항혈소판제 사용 환자의 항 p.28~)

❹ 심원성 뇌색전증에 의한 경우는 감염성 심내막염을 예방하기 위해서 항균제의 예방 투여를 고려해야 한다(참조 심장판막증 환자의 항 p.63~).

부분 마비 환자

❶ 우측 부분 마비와 좌측 부분 마비에 따라서 후유장애의 병태가 다르므로(예 : 공간 무시, 실어 등), 그것에 관해서 이해하고, 치과치료에 임해야 한다.

❷ 실어증이 있어도 반드시 인지기능이 저하되었다고는 할 수 없으므로, 인간으로서의 존엄이 상처받지 않도록 배려해야 한다.

❸ 실어증이 있는 환자는 치과치료 중의 기분 변화 등에 관해서 말로 표현하기가 어려워 간과해 버리는 수가 있으니, 관찰 하에 처치하는 것이 바람직하다.

치과치료 중에 뇌혈관장애가 발생한 경우

❶ 환자에게 의식장애나 구토 등이 나타났을 때는 즉시 치과치료를 중지한다.

❷ 의복이나 벨트를 느슨하게 하고, 머리를 수평으로 한 상태에서 조용히 눕게 한다. 구토할 것 같은 경우는 측와위를 취한다.

❸ 의식상태의 확인(혼수, 혼미, 경면), 생징후(맥박, 혈압, 호흡, 체온), 안구의 상태(동공이상, 안구위치이상), 부분마비의 유무 등을 검사하고, 뇌혈관장애를 의진(疑診)하며, 간질발작을 감별한다. 증상이나 그 추이를 기록해 두는 것이 중요하다.

❹ 증상에 따라서, 호흡관리, 산소흡입을 하면서, 구토에 대처한다.

❺ 구급차를 요청하여 전문병원으로 이송하고, 급성기 치료를 우선한다.

정신진정법에 관해서

치과치료에 대한 공포·불안·긴장감을 제거하고, 안전하고 원활하게 치과 치료를 시행할 목적으로, 약물을 사용하여 환자를 관리하는 방법을 정신진정법 이라고 한다. 경구용 항불안제의 투여법, 흡입진정법, 정맥내 진정법이 있다. 적응은 아래의 내용을 들 수 있지만, 환자 자신이 치과치료의 필요성을 충분히 이해하고, 수술자와 의사소통을 할 수 있는 경우 등에 한한다. 중도의 합병증이 있는 환자나 개구장애·소악증 등 긴급 시에 기도 확보가 어려운 환자는 종합 병원 치과에 의뢰해야 한다.

≫적응
❶ 치과치료에 대한 불안감, 공포심이 심한 환자.
❷ 과거 치과치료 중에 불쾌한 체험(덴탈 쇼크)을 한 경력이 있는 환자.
❸ 심장질환, 고혈압 등 치과치료 시의 스트레스를 경감하는 편이 좋은 환자.
❹ 교액(목조름)반사가 심하여, 구강내 조작이 어려운 환자.

경구용 항불안제의 투여에 의한 진정법

단시간형 항불안제(표1)를 치과처치 전에 복용하게 하지만, 미리 차량 운전 등을 하지 않도록 지시해 둔다. 처치 종료 후에는 휘청거림 등이 없는지를 확인 한 후에 귀가하게 한다.

소기(笑氣, 웃음가스, 아산화질소) 흡입진정법

소기흡입장치로 30% 이하의 저농도 소기와 70% 이상의 산소를 혼합하여, 전 용 코 마스크를 사용하여 흡입하게 한다. 흡입된 소기는 폐에서 혈중으로 급속 히 확산되어, 5분 이내에 진정상태에 도달한다. 흡입을 정지하면 신속히 정상 상태로 회복된다. 따라서 장시간 경과관찰할 필요 없다.

정맥내 진정법

정신진정법 중, 경정맥적으로 진정제를 투여하는 방법으로, 비교적 안전하게 할 수 있지만, 호흡관리를 할 수 있는 지식 등의 기술, 기기를 필요로 하므로, 일정한 경험을 쌓은 후에 해야 한다.

치과치료에서는 수술부위와 기도가 동일 부위에 있고, 또 치과용 절삭기구의 사용 시에 급수하는 것이 필요하여, 구강 내에 물이 고이게 된다. 그러므로 의식이나 상기도반사를 유지하는 것이 매우 중요하여, 통상 의식하진정법이 적응이 된다.

표1 주요 항불안제의 종류

소실반감기	표준 1일량 고력가 (5mg 이하)	표준 1일량 중력가 (5~10mg 이하)	표준 1일량 저력가 (10mg 이상)
단시간형 (6시간 이내)	데파스®(에티졸람)		레스미트®(메다제팜) 리제®(클로티아제팜) 콜레미날®(플루타조람) 세디엘®(구연산탄도스피론)
중간형 (12~24시간)	와이팍스®(로라제팜) 콘스탄®, 소라낙스® (알프라졸람), 에리스팜®(플루디아제팜)	세파존®(클록사졸람) 렉소탄®, 세니란®(브로마제팜)	
장시간형 (24시간 이상)	메렉스®(멕사드람) 리보트릴®, 란도센® (클로나제팜)	세르신®, 호리존®(디아제팜)	콘톨®, 바란스®(클로르디아제폭시드) 멘돈®(클로라제프산2칼륨)
초장시간형 (60시간 이상)	메이락스®(로프라제프산에틸) 레스타스®(플루토프라제팜)		세레날®(옥사졸람)

전문의로부터의 메시지

항혈전제(항혈소판제, 항응고제)를 계속할 수 없는 경우 재발위험이 걱정이 될 것이다. 객관적인 계산식이 없지만, 각 시설에서 위험을 층별화하는 시험이 있다. 사전에 담당의와 상담하여, 환자 본인이나 가족의 이해가 진행된 후에 치료할 수 있으면 무엇보다도 다행이다.

■ **참고문헌**

1) 小谷順一郎, 田中義弘 : 알고 싶은 것을 바로 알 수 있는 고령자 치과의료. 영말(永末)서점, 교토, 2008.
2) 上田裕, 須田英明 외 : 유질환자·고령자 치과치료 매뉴얼. 의치약출판, 도쿄, 1996.
3) 나가사키현 보험의협회 : 질환이 있는 환자의 치과치료 개정판. 나가사키 보험의협회, 나가사키, 2011.
4) 일본치과마취학회 : 치과진료에서의 정맥내 진정법 가이드라인. 일본치과마취학회, 2009.
5) 上田英雄, 武內重五郎 : 내과학. 아사쿠라(朝倉)서점, 도쿄, 2013.
6) 吉本勝彦 외 : 치과의사를 위한 의학핸드북 (치계전망 별책). 의치약출판, 도쿄, 2014.

제14장 정신장애 환자

 이것이 포인트

❶ 통합실조증을 포함하는 정신장애 환자의 치료는 장기입원에서 외래통원치료로 변화되고 있으며, 따라서 일반치과에서 치료하는 기회도 증가하고 있다. 문진으로 충분한 정보를 얻고 대처해야 한다. 필요에 따라서 주치의에게 자문을 구한다.

● 문진의 포인트
  ▶ 수용적으로 경청하는 태도로 임한다
  ▶ 주소(主訴)를 명확히 해 둔다
  ▶ 어떤 정신장애인지, 또 현재의 상태를 확인한다
  ▶ 입원력의 유무
  ▶ 복용 약제의 체크
  ▶ 이해도나 의사소통이 어느 정도 가능한지 체크

❷ 수용·지지·보증의 간이정신요법의 원칙에 따라서, 무조건적 수용 태도로 환자의 호소를 경청한다. 알기 쉬운 설명에 유의하고, 환자의 충분한 납득 하에 치료를 시작한다.

❸ 환자의 잘못된 생각에는 무조건 부정해서는 안 되지만, 호소에 적합한 소견이 없을 때는 검사소견 등을 설명하면서 명확히 하는 것도 필요하다. 안이하게 의심하는 병명 등(예를 들어, 집요한 통증의 호소에 대해서 골수염일지도 모르겠다는 등으로 설명하는 것)은 엄중히 삼가야 한다.

❹ 항정신병제를 복용하는 환자는 만성적인 저혈압을 일으키기 쉽다고 한다. 이와 같은 환자에게 에피네프린을 투여하면, *에피네프린 반전이라는 현상이 생겨서 중증 혈압저하를 일으킬 수 있으므로, 국소마취 시에는 주의해야 한다.

❺ 항정신병제에 의한 추체외로 증상이 출현한다. 운동장애가 있어서 넘어지기 쉬우므로 주의해야 한다. 또 턱·구강영역의 운동이상이나 연하장애는 치과치료 시 방해가 되므로 세심하게 유의한다.

⑥ 항정신병제 복용으로 타액 분비가 억제되고, 충치나 치주병이 발생하기 쉽다. 구강위생관리의 중요성을 충분히 설명하고 지도한다.
➐ 통합실조증 환자나 쌍극성 감정장애(조우울증)로 병상이 조절되지 않는 경우(행동이상이나 망상·환각 등)는 정신과가 있는 종합병원 치과로 의뢰한다.

치과치료에서 유의해야 할 사항

통합실조증 · 쌍극성 감정장애

❶ 치과외래를 방문하는 대부분의 환자는 문제없이 치과치료가 가능하다.
❷ 질병에 수반하는 의욕저하나 항정신병제의 부작용에 의한 추체외로 증상·구강건조 등으로 구강위생의 현저한 악화가 나타난다. 구강위생관리가 중요하다.
❸ 망상이나 환각체험, 충동적인 흥분을 나타내는 환자도 있어서, 치료에는 여유를 가지고, 수용적 태도로 환자의 호소를 듣고, 충분한 설명·납득 후에 치료를 개시하는 것이 중요하다. 분쟁을 피하기 위해서는 하나하나의 처치에 관해서 정중히 설명하는 것이 좋다(예를 들어, 치과치료에서 도청용 마이크로 칩을 이식했다는 등의 망상을 품은 환자도 있다).
❹ 에피네프린 반전을 일으키기 쉬운 약제(표1)를 복용하고 있는 경우가 많으므로, 국소마취 시에는 주의해야 한다. 혈압을 체크하면서, 에피네프린 함유 국소마취제를 소량 사용하거나, 에피네프린을 함유하지 않은 국소마취제를 사용한다(참조 : 치과용 국소마취제의 종류 p.115).

*에피네프린 반전
α1 수용체 길항제 투여 후에 에피네프린을 정맥내 주사하면 에피네프린의 혈압상승작용이 혈압하강작용으로 반전하는 현상. 혈관 벽에 존재하는 α1 수용체 및 β2 수용체는 모두 에피네프린에 대한 수용체로 기능하고 있다. α1 수용체에 에피네프린이 결합하면 혈압이 상승하지만, 한편 β2 수용체로의 리간드(ligand)의 결합으로 혈압하강작용을 나타낸다. 통상에서는 α1 수용체를 통한 작용이 유의하므로 에피네프린의 투여로 혈압상승을 나타낸다. 그러나 α1 수용체 길항제의 존재 하에서는 β2 수용체를 통한 작용이 유의해져서 혈압하강이 일어난다. 항정신병제에는 α 차단작용이 있는 약제가 많다.

❺ 인두반사가 억제되어 있어서, 오연되기 쉬운 점에 유의하여 처치한다.

❻ 체어 타임은 가능한 한 단축한다.

❼ 통합실조증으로 양성증상(정신운동 흥분으로, 초조, 불면, 불안, 환각, 망상, 사고멸렬 등)이 심한 경우나 쌍극성 감정장애로 현저히 조병상태인 경우는 치료를 삼가고, 정신과가 있는 종합병원 치과로 의뢰하는 것이 바람직하다.

우울증

❶ 우울증 환자가 병을 인식하고 있어서, 이미 치료받고 있는 경우가 많은데, 때로 구강안면영역의 신체증상(만성동통, 악관절증상, 교합이상 등)을 주소로 치과의원에서 수진한 환자 중 우울증(울병)이 숨어 있는 경우가 있다 (가면 우울증). 우울증의 기본적 증상(표2)을 이해하고, 간과하지 않도록 유의한다. 이와 같은 경우, 심신상관에 관해서 정중히 설명하고, 우울증 치료를 우선해야 한다는 점을 이해시켜야 한다.

❷ 우울증 환자는 본래 꼼꼼하고 빈틈이 없는 성격으로, 적응능력도 저하되어 있으므로 교합이 현저히 변화하는 듯한 치료(의치의 새로운 제작, 브릿지의 장착 등)는 병상의 개선을 기다린 후 시작해야 한다. 또 치료상 필요한 지시 등이 우울증 환자에게 큰 부담이 되는 경우가 있으니 주의를 요한다.

❸ 삼환계 항우울증제(표3)는 항콜린작용이 심하여 구강건조를 일으키기 쉽다.

표1 에피네프린 반전을 일으키기 쉬운 항정신병제

에피네프린 첨부 문서에는 페노티아딘계 및 브티로페논계 항정신병제, α1 차단제 사용 환자에게는 에피네프린이 사용 금기가 되어 있다.

종 류		상품명 (일반명)
제1세대	페노티아딘계	알메딘®(플루페나딘) 피제트시®(페르페나진) 우인타민®, 콘토민®(클로르프로마진) 뉴레프틸®(프로페리시아딘)
	부티로페논계	셀레네스®(할로페리돌) 스피로피탄®(스피페론) 프로피탄®(피판페론)
제2세대	SDA	리스파달®(리스페리돈) 룰란®(페로스피론) 로나센®(블로난세린)
	MARTA	클로자릴®(클로자핀) 세로크엘®(쿠에티아핀) 디플렉사®(올란자핀)
제3세대	DA partial agonist	아빌리파이®(아리피프라졸)

179

❶ ICD-10이나 DSM-5의 분류에서는 신경증이라는 용어는 사용하지 않게 되었지만, 이와 같은 환자가 치과를 방문한 경우, 대처하기가 가장 곤란하다.
❷ 환자의 호소는 수용적인 태도로 경청해야 하지만, 신경증성 장애 환자의 특징(표4)을 잘 이해하고, 주소와 합치하는 이상소견이 없으면 성급하게 치과처치를 시작하지 않는 것이 중요하다. 처치행위가 공격의 대상이 되는 수가 있다.
❸ 정신과가 있는 종합병원 치과에 의뢰하는 것이 바람직하다.

표2 우울증의 증상

▶기본적 욕구의 이상	▶수면장애 (주로 불면)
▶식욕의 이상 (주로 식욕부진)	▶우울
▶성욕감퇴	▶의욕의 저하
▶배설욕의 이상 (변비)	▶피로감
▶체중변화 (주로 체중감소)	▶흥미의 상실 등

표3 항우울증제의 종류

종 류	상품명 (일반명)
삼환계	아목산®(아목사핀) 노리트렌®(노르트립틸린) 트립타놀®(아미트립틸린) 서몬틸®(트리미플라민) 이미돌®, 토프라닐®(이미프라민) 아나프라닐®(클로미프라민) 프로티아덴®(도씨에핀) 안프리트®(로페프라민)
사환계	루디오밀®(마프로틸린) 테시플®(세팁틸린) 테트라미드®(미안세린)
SSRI	데프로멜®, 루복스®(플루복사민) 파키실®(파록세틴) 제이졸로프트®(셀트라린)
SNRI	토레도민®(밀나시프란) 사인발타®(듀로세틴)
NaSSA	리플렉스®, 레메론®(미르타자핀)

표4 신경증성 장애 환자의 특징

▶다변, 타벌적
▶호소에 알맞은 소견이 없는 다양한 전신증상
▶원인불명의 동통
▶자기중심적인 집요한 호소 (종종 수진하고, 좀처럼 돌아가지 않는다 등)
▶닥터 쇼핑하고, 전의사의 비난
▶의료 불신, 의사에 대한 공격 (의료종사자를 몰아세우는 것이 목적인 경우가 있다)

전문의로부터의 메시지

• 우울증, 불안장애 환자에게는 신체감각과민, 인지의 왜곡이 일반적으로 나타난다. 그 때문에 병상이 불안정한 경우, 아무리 완벽한 치료를 해도 나았다고 느낄 수가 없어서, 치료에 대한 불만·불신으로 연결되는 경우가 종종 있다.

• 만족시키기 위해서 과잉 요구에 응하기보다 한계를 설정하고, '여기까지는 할 수 있다' '이 이상은 오히려 악화된다. 부담이 된다'라는 것을 명시하는 것이 치료적 대응이다.

• 월 단위로 거의 매일 나타나는 낮에도 잘 수 없는 불면, 체중 감소는 우울증의 전형적 증상으로, 이 2가지 증상이 있는 환자가 부정확한 불편감을 호소하는 경우에는 가면우울증을 강하게 의심한다.

■ **참고문헌**

1) 上田祐 감수 : 고령자 치과의료 매뉴얼. 영말(永末)서점, 교토, 1992.
2) 小谷順一郎, 田中義弘 : 알고 싶은 것을 바로 알 수 있는 고령자 치과의료. 영말(永末)서점, 교토, 2008.
3) 加藤伸勝 : 정신의학 제9판. 금방당, 교토, 2002.

제15장 혈액질환 환자

1 백혈병 환자

 이것이 포인트

❶ 관해기, 안정기에는 가정에서 요양하는 경우가 대부분이며, 일반치과에서 수진하는 경우가 많다. 문진으로 상태를 파악하면서 반드시 주치의에게 자문을 구하여 협진을 긴밀히 한다.

- 문진의 포인트
  - ▶백혈병의 종류 파악
  - ▶몸의 상태 파악 (피로감이나 발열, 출혈경향의 유무)
  - ▶준비요법이나 유지요법 일정 확인
  - ▶급성 백혈병의 관해기인지 만성 백혈병의 안정기인지를 확인
  - ▶조혈간세포이식을 했는지 또는 예정이 있는지를 확인

❷ 급성 백혈병의 관해기, 만성 백혈병의 안정기에는 거의 통상적인 치과치료가 가능하다.

❸ 관혈처치에서는 감염예방처치를 한다.

❹ 화학요법 시, 증상재발 시에 구강내 환경이 악화되지 않도록 구강위생관리를 계속한다. 발치 등의 관혈처치는 화학요법 전에 계획한다.

❺ *조혈간세포이식이 계획되고 있는 경우는 무균화의 일환으로서, 구강내 감염소를 가능한 한 제거한다(표1).

❻ 동종이식 후에는 이식편대숙주병(GVHD)이 구강 내에도 증상을 발현하는 수가 있으며 (표2), 또 면역억제제를 복용하고 있는 것에도 유의해야 한다.

❼ 구강내 출혈증상이나 치은종창이 백혈병 진단의 계기가 될 수 있다.
백혈병이 의심스러운 경우는 즉시 혈액전문의에게 의뢰한다.

표1 조혈간세포이식 전에 해야 하는 치과처치 및 지도

① 감염원이 되는 치아 발거 또는 치료
  ▶감염근관치의 근관치료 또는 발치
  ▶치관주위염이 있는 지치나 매복치 발거
  ▶진행치주병으로 감염조절이 어려운 치아 발치 (치주낭 6 mm 이상, 분기부병변 등)
  ▶충치의 보존치료
② 불량보철물 · 충전물, 교정장치 제거
③ 치아의 예연 삭합
④ 치석 제거, 구강위생관리에 관한 지도

표2 GVHD에서의 구강내 병변 (광범형 만성 GVHD 환자의 대다수에서 나타난다.)

▶편평태선양 병변   ▶타액선 위축
▶홍반증   ▶구강 건조
▶백반증   ▶미각 이상 등
▶점막 위축

*조혈간세포이식
  골수이식, 말초혈간세포이식, 제대혈이식으로 분류되며, 또 다른 사람으로부터 제공을 받는
동종이식과 자가이식으로 나누어진다. 백혈병, 골수이형성증후군에는 동종이식이 행해진다.

백혈병이란?

백혈병은 임상경과부터 주 단위로 급속히 악화되는 '급성 백혈병'과 연 단위로 서서히 진행되는 '만성 백혈병'으로 분류된다. 또 종양화되는 세포의 종류에 따라서, 골수계 세포종양인 '골수성 백혈병'과 림프계 세포종양인 '림프성 백혈병'으로 분류된다. 백혈병의 연간 발증률은 5~8인/10만명이며, 연령 증가와 비례하여 증가한다. 일본인에게는 급성 골수성 백혈병이 전체의 약 50%, 급성 림프성 백혈병, 만성 골수성 백혈병이 각각 20~25%를 차지한다. 만성 림프성 백혈병은 5% 이하로 적다.

골수이형성증후군(MDS)에 관해서

후천적으로 생기는 이상조혈간세포에 의한 크론성 질환이다. 혈구가 이형성을 나타내고, 임상적으로 무효조혈로 인한 혈구 감소와 전백혈병 상태라는 특징을 가지며, 약 1/3이 급성 골수성 백혈병으로 이행한다.

치과적으로는 주치의와 대진하여, 빈혈, 이감염성, 출혈경향의 유무를 확인하고, 방침을 결정한다.

치과치료에서 유의해야 할 사항

완전관해상태/안정기

■급성 백혈병 : 말초혈액 속에 백혈병세포(모세포)가 확인되지 않고, 골수 중에도 모세포가 5% 이하이며, 정상 조혈이 회복된 상태(완전관해).
■만성 골수백혈병 : 대부분 자각증상이 없는 시기(안정기 = 만성기).
• 일반 환자와 거의 똑같은 치과치료가 가능하다.
• 마취 발수를 포함하여 관혈처치 시에는 항균제를 예방 투여한다.
• 정기검진을 하여 구강환경을 양호하게 유지한다.

■급성 백혈병 : 위에 기술한 완전관해에 이르지 않은 상태
■만성 골수성 백혈병 : 만성기에서 진행된 이행기나 급성 전화기
- 호중구 감소(1,000/μL 이하) 상태에서는 감염되기 쉬우며, 혈소판수 감소 (5만/μL 이하) 상태에서는 출혈경향이 나타나므로, 일반치과의원에서는 치료를 피하고, 종합병원 치과에 의뢰한다.

조혈간세포이식 후

- 심리면에 배려한다.
- 면역억제제가 투여되고 있어서, 마취 발수를 포함한 관혈처치 시에는 항균제의 예방 투여가 필요하다.
- GVHD에 의한 피부, 소화관, 간장 등의 기능장애가 생기는지의 여부를 체크하고, 약제 투여 등에 유의한다.
- 점막에도 병변이 형성되는 경우가 많고, 구강칸디다증이 발증할 위험이 높아서 유의해야 한다.

전문의로부터의 메시지

- 급성 백혈병이라도 완전관해 중이면, 혈액 이상이 가벼운 정도이고, 전신상태는 안정되어 있다.
- 만성 골수성 백혈병은 근년, 이마티닙 (글리벡®) 등의 약의 등장으로 예후가 비약적으로 개선되었다.
- 위에 기술한 환자라면, 치과치료를 받는데 거의 위험이 없다.
- 구강내 출혈경향이나 치은종창이 급성 백혈병의 초발증상인 경우가 있다. 이때는 혈액전문의에게 시급히 자문을 구할 필요가 있다.

2 빈혈 환자

이것이 포인트

① 문진으로 빈혈의 병태를 파악한다.

● 문진의 포인트
  ▶ 빈혈의 종류 (철결핍성 빈혈, 2차성 빈혈, 재생불량성 빈혈, 악성빈
    혈, 용혈성 빈혈 등)
  ▶ 빈혈의 정도 (표3)
  ▶ 백혈구나 혈소판의 감소 유무
  ▶ 출혈 경향의 유무 (표4)

② 덴탈 쇼크를 야기하기 쉬우므로, 치과치료 시의 스트레스를 최소화하기
  위한 배려가 필요하다.

③ 빈혈의 종류에 따라서 백혈구 감소나 혈소판 감소를 수반하며, 감염예
  방이나 출혈에 대한 대응이 필요하다.

④ 자기면역성 용혈성 빈혈에서는 스테로이드제나 면역억제제를 사용하는
  경우가 있으니 주의를 요한다.

⑤ 만성 감염증, 류머티스성 질환, 간장질환, 신장질환 등이 있으면, 2차
  성 빈혈이 생길 수 있다.

⑥ 헤모글로빈량이 8g/dL 이하가 되면, 심계항진이나 숨이 참 등의 순환
  기 증상, 현기증이나 휘청거림 등의 뇌허혈 증상이 나타나기 쉬우며,
  치과치료를 하는 기준은 8g/dL 이상으로 한다.

⑦ 빈혈을 일으키는 원인으로 소화관 출혈이 고려될 때에는 진통제 등의
  약제투여에 유의해야 한다.

⑧ 만성 빈혈에서는 구강점막의 발적 · 동통이나 설유두 위축이 나타날 수
  있다.

표3 헤모글로빈 농도에 의한 빈혈의 기준 (WHO)

	기 준
성인남성	13g/dL 미만
성인남성, 소아 (6세~14세)	12g/dL 미만
임부, 유아 (6개월~6세)	11g/dL 미만

표4 빈혈과 출혈경향이 동시에 나타나는 질환

▶재생불량성 빈혈　　▶골수이형성증후군
▶백혈병　　▶다발성 골수종

빈혈의 종류

철 결핍성 빈혈

철 결핍으로 적혈구의 성분인 헤모글로빈 합성이 저하되어 일어나는 빈혈이다. 일반적으로 만성 출혈에 의해서 일어난다. 만성 소화관빈혈, 치질출혈, 자궁근종 등에 의한 과다월경이 원인인 경우가 많다. 증상은 운동 시 숨이 참, 이피로감, 두통, 현기증, 스푼모양의 손톱, 설유두 위축, 설염, 구각염, 연하장애 등이다.

2차성 빈혈

만성 감염증, 악성 종양, 류머티스성 질환, 간장질환, 신장질환 등이 원인으로 일어나는 빈혈이다.

재생불량성 빈혈

골수에 있는 조혈줄기세포의 수치가 떨어져서 발생하는 빈혈이다. 골수의 저형성과 말초혈액 속의 적혈구, 백혈구, 혈소판과 같은 3계통 혈구 감소(범혈구 감소)를 나타낸다. 증상은 빈혈, 이감염성, 출혈경향이다.

악성 빈혈 (거대적아구성 빈혈 중, 자기면역이 관여하는 위점막 위축에 의한 빈혈)

비타민 B_{12} 결핍이 원인이다. 빈혈증상, 소화기증상, 신경증상 등이 나타나지만, 비타민 B_{12} 보충요법이 현저히 효과적이다. '악성'이라는 명칭이 붙어 있지만, 사실은 양성 빈혈이라고 할 수 있다.

용혈성 빈혈

어떤 원인에 의해서 적혈구의 파괴가 항진되어, 빈혈을 초래한 질환의 총칭이다. 대표적 질환은 자기면역성 용혈성 빈혈이다.

치과치료에서 유의해야 할 사항

헤모글로빈 8g /dL 이상으로, 백혈구나 혈소판의 감소가 없는 경우

• 통상의 치과치료가 가능하지만, 충분한 치료시간을 가지며, 급격한 체위변환을 피한다.

헤모글로빈 8g /dL 미만으로, 백혈구나 혈소판의 감소가 없는 경우

• 빈혈의 개선이 가능하면, 그 치료를 선행한다. 빈혈 개선 후는 통상의 치과치료가 가능하다.
• 빈혈의 개선을 전망할 수 없으면 응급처치에 그치고, 종합병원 치과에 의뢰한다.

헤모글로빈 8g /dL 미만으로, 백혈구나 혈소판의 감소가 있는 경우

• 일반치과의 치료는 백혈구 수 $2,000/\mu L$(호중구 수 $1,000/\mu L$ 이상), 혈소판 수 5만$/\mu L$ 이상을 기준으로 한다.
• 감염이나 출혈의 위험이 높으므로, 즉시 종합병원 치과에 의뢰한다.

전문의로부터의 메시지

• 빈혈에서 가장 흔히 나타나는 것은 철 결핍성 빈혈이다.
• 헤모글로빈이 $8\,g/dL$ 이상으로 안정되어 있으면, 치과치료의 위험이 낮다.
• 헤모글로빈이 $8\,g/dL$ 이하라도 천천히 진행하여 자각증상이 부족한 경우는 치과치료의 위험이 그다지 높지 않다.
• 빈혈뿐 아니라 호중구 감소나 혈소판 감소를 수반하는 경우는 주의해야 한다.

3 특발성 혈소판감소성 자반병 (ITP) 환자

 이것이 포인트

❶ 문진으로 병태를 파악한다. 필요하면 주치의와 대진한다.

● 문진의 포인트
▶ 급성형인지 만성형인지를 확인
▶ 출혈경향의 정도 파악
▶ 혈소판수 (표5)
▶ 스테로이드제나 면역억제제 사용의 유무

❷ 급성형에서는 기본적으로 치과치료는 금기이며, 원질환의 치료를 우선한다.

❸ 만성형에서는 혈소판 수를 파악하고, 치과치료의 적응을 결정한다. 5만/μL 이하의 경우, 지혈이 어려워졌을 때에는 혈소판 수혈이 필요해지는 증례가 있어서, 일반치과의원에서 관혈처치를 하는 기준은 5만/μL 이상으로 설정하는 것이 타당하다.

❹ 구강 내의 출혈증상(점막하출혈, 구강점막혈종, 치은자연출혈)이 특발성 혈소판감소성 자반병(ITP) 발견의 계기가 되는 수가 있다. 의심스러운 경우는 즉시 혈액전문의에게 자문을 구한다.

특발성 혈소판감소성 자반병(ITP)이란?

면역학적 기전으로 혈소판이 파괴항진된 결과, 혈소판 감소와 출혈경향을 초래하는 질환이다. 발증부터 6개월 이내의 급성형과 그 이후 지연되는 만성형으로 분류된다.

189

표5 혈소판 수와 수술적응

혈소판 수	적 응
15만~35만/μL	정상 혈소판수
10만/μL 이하	혈소판 감소증
7만/μL 이상	두개내나 안내수술의 기준
5만/μL 이상	대기적 수술의 기준
3만/μL 이하	관혈적 수술의 위험이 크다
5000/μL 이하	절대적 지혈이 어려워서 적응 없음

치과치료에서 유의해야 할 사항

급성형 특발성 혈소판감소성 자반병 (ITP)

• 원질환의 치료를 우선하고, 치과치료는 금기이다.
• 구강내 출혈이 있는 경우는 즉시 종합병원 치과에 의뢰한다.

만성형 특발성 혈소판감소성 자반병(ITP)으로 혈소판 수가 5만/μL 이하인 경우

• 일반치과치료는 가능하지만, 혈압상승에 의한 출혈의 위험이 있으니, 스트레스를 가능한 한 적게 한다. 특히 3만/μL 이하에서는 뇌내 출혈의 위험도 있으므로, 종합병원 치과에 의뢰하는 것이 바람직하다(통상 혈소판수 2~3만/μL이면, 구강내 소수술의 지혈이 가능하다).
• NSAIDs는 혈소판 기능에 영향을 미치므로, 최소량의 투여에 머문다.
• 스테로이드제를 장기 복용하는 경우도 있으므로, 그 위험을 파악하여 대책을 세운다(참조 스테로이드제 사용 환자의 항 p.33~).
• **아스피린 사용은 금기이다.**
• 구강 내의 관혈처치를 하는 경우는 반드시 충분한 국소지혈처치를 해야 한다(참조 이상출혈에 대한 대응의 항 p.16~).

만성형 특발성 혈소판감소성 자반병(ITP)으로 혈소판 수가 5만/μL 이상인 경우

- 거의 통상대로의 치과치료가 가능하다.
- 구강 내의 관혈처치를 하는 경우는 국소지혈처치를 충분히 한다.

전문의로부터의 메시지

- ITP에서는 혈소판 5만/μL 이상이면, 구강 내의 관혈처치에 우선 문제가 없다.
- 파종성 혈관내 응고증후군(DIC)처럼 혈소판 감소뿐 아니라 응고이상도 있으면, 혈소판 수가 5만/μL 이상에서도 관혈처치의 위험이 높다.
- ITP에서는 장기 스테로이드제를 사용하고, BP제제를 병용하는 경우가 있다. 치과처치와 관련하여 생기는 악골괴사에 주의해야 한다.

4 혈우병 환자

혈우병이란?

제Ⅷ인자(혈우병 A) 또는 제Ⅸ인자(혈우병 B)의 활성이 선천적으로 저하되어, 출혈경향을 초래하는 유전성 질환이다. 혈우병 A대 B는 5 : 1이다. 반성열성유전이며, 대부분의 환자는 남성이다. 심부출혈을 반복한다.

치과치료에서 유의해야 할 사항

보존처치 · 보철처치

• 발수처치를 포함하여 원칙적으로 가능하지만, 전달마취는 피하고, 국소마취도 가능한 한 부착치은부에 자입점을 마련한다.

관혈적 처치

• 수술의 대소에 상관없이, 응고인자제제의 보충요법이 필요해지므로, 종합병원 치과에 의뢰한다.

구강내 출혈 시

■교상이나 치과치료에 수반하는 치은출혈 등
• 압박지혈, 트라넥삼(트란사민®)의 투여
• 지혈되지 않으면, 혈액전문의에게 자문을 구한다.
■혀, 소대, 구순열상 등
• 교합 등 국소처치를 하고, 혈액전문의에게 자문을 구한다.

전문의로부터의 메시지

• 혈우병은 드문 선천성질환이다.
• 비관혈적 처치는 가능해도, 관혈처치가 필요한 경우는 혈액전문의가 있는 종합병원 치과로 의뢰한다.

■ 참고문헌
1) 의료정보과학연구소 : 병이 보인다 vol.5 혈액. Medic media, 도쿄, 2008.
2) 일본암치료 공인의 기구 교육위원회 : 암치료 공인의 교육세미나 텍스트 제6판. 일본암치료 공인의 기구, 도쿄.
3) 上田祐 감수 : 고령자 치과의료 매뉴얼. 영말(永末)서점, 교토, 1992.
4) 나가사키현 보험의협회 : 질환이 있는 환자의 치과치료 개정판. 나가사키 보험의협회, 나가사키, 2011.
5) 수혈제제의 사용지침 (개정판) ─혈소판 농후액─. 일본적십자사 혈액사업본부 의약정보과.
6) 화혈연 제공자료

제16장 피부과질환 환자

장척농포증(掌蹠膿疱症)

 이것이 포인트

❶ 치성 병소감염이나 치과용 금속 알레르기가 원인이 아닐까 라고 의뢰되어 치과의원에서 수진하는 경우가 있으므로, 장척농포증의 병태에 관해서 충분히 이해하고, 주치의와 대진하면서 구강내 원인 제거에 힘쓴다.

❷ 치과의원 수진 시에 장척농포증이 의심스러운 증상이 발견되면 백선의 감별도 포함하여 전문과(피부과)에 진단을 의뢰한다.

❸ 구강 내에 금속 보존수복물이나 보철물이 보일 때에는 사용금속의 성분을 추측하고, 금속 알레르기를 선별검사하기 위해서, 금속패치테스트를 한다. 패치테스트 결과, 치과용 금속이 원인인 경우에는 환자에게 설명·동의 후에, 적정한 치과재료로 치환한다. 본원에서 테스트를 할 수 없는 경우는 피부과에 의뢰한다.

❹ 치성 병소감염이 의심스러운 소견이 있는 경우에도, 충분히 설명한 후에 만성 감염증의 제거에 힘쓴다.

장척농포증(掌蹠膿疱症)이란?

양측 손바닥 및 발바닥에 다수의 무균성 농포가 갑자기 나타나서, 홍반, 낙설, 각질화를 수반하며, 관해·악화를 반복한다. 증상이 비교적 경미하여, 가려움증 정도이다. 약 10%에 흉늑쇄골관절, 척추에 관절염이 병발한다. 원인은 불분명한 점도 많지만, 만성 편도염, 치성 감염증 등의 병소감염이나 치과용 금속이나 액세서리 등에 의한 금속 알레르기와의 관련이 시사되고 있다. 비타민의 일종인 비오틴(biotin)의 부족도 원인이며, 흡연과도 관련이 있다. 수족백선과 감별해야 하며, 치료는 스테로이드제, 활성형 비타민 D3 외용제를 사용한다. 마크로라이드계 또는 테트라사이클린계 항균제나 비타민 A제제를 내복하거나 비오틴요법을 하기도 한다.

금속 알레르기에 관해서

알레르기를 야기하기 쉬운 금속에는 파라듐, 수은, 니켈, 코발트, 크롬, 주석을 들 수 있는데, 동, 금, 백금, 철, 이리듐, 인듐, 카드뮴, 몰리브덴, 아연, 안티몬, 망간 등에서도 일어난다. 구강 내에 장착된 금속은 이온화되어 용출되고, 타액, 구강세균, 혈액 등의 단백과 결합하여 항원성을 획득한다.

치과용 금속(표1)에 의한 발생률이 낮아서, 명확한 증상이 나타나지 않거나 만성적인 증상으로 확정이 어려운 경우가 있다. 치과용 금속으로 일으키는 질환에는 편평태선, 장척농포증, 두드러기, 퀸케부종, 한포상 피부염, 자가감작성 피부염, 구내염, 설염, 구순염 등이 있다.

금속패치테스트의 방법과 판정

도리이(鳥居)약품주식회사에서 17종류의 패치테스트시험이 발매되고 있으며, 액체인 것과 일부 연고상인 것이 있다. 시험지에 1방울 떨어뜨리거나 소량의 연고를 도포하고, 피부에 48시간(2일간) 붙였다가, 떼고 나서 30분부터 1시간 후 및 1일 후에 판정한다. 금속인 경우는 자극반응과 알레르기반응을 구별하기 위해서, 떼고 나서 5일 후에도 마찬가지로 판정한다(표2). 시약을 첨부 중인 2일 동안은 입욕을 금지한다.

표1 치과용 합금의 성분 (*이온화 경향이 낮은 것)

▶금 (Au)*	▶수은 (Hg)	▶주석 (Su)
▶백금 (Pt)*	▶니켈 (Ni)	▶티탄 (Ti)
▶파라듐 (Pd)*	▶지르코늄 (Zr)	▶크롬 (Cr)
▶은 (Ag)*	▶동 (Cu)	▶루테늄 (Ru)
▶갈륨 (Ga)	▶이리듐 (Ir)*	▶철 (Fe)
▶규소 (Si)	▶아연 (Zn)	▶기타 (미량으로 함유되어 있을 가능성)
▶코발트 (Co)	▶인듐 (In)	

표2 금속패치테스트의 판정기준

판 정	피부의 상태
–	반응 없음
? +	약한 홍반
+	홍반+침윤+때로 구진
+ +	홍반+침윤+구진+소수포
+ + +	대수포

■ 전문의로부터의 메시지

- 장척농포증은 흡연 중인 중년여성에게 호발한다.
- 금속패치테스트 7일째 판정에서 양성이면 유의한 양성반응이다.
- 패치테스트 양성 금속이 치과재료에 사용되고 있어도, 제거 후 피부증상이 개선되지 않는 증례도 있다는 점을 설명해야 한다.
- 구강편평태선이나 설통증에서도 금속 알레르기와의 관련을 의심한다.

- **참고문헌**

1) 나가사키현 보험의협회 : 질환이 있는 환자의 치과치료 개정판. 나가사키 보험의협회, 나가사키, 2011.
2) 澤村大輔 : 쉬운 피부과학. 진단과 치료사, 도쿄, 2009.
3) 피부과 진료 practice 6 아토피성 피부염. 문광당, 도쿄.
4) 패치테스트 시약금속 첨부문장. 도리이약품주식회사.

제17장 방사선치료 환자

 이것이 포인트

❶ 방사선치료에 의한 장애에는 급성 장애와 만발 장애가 있다.

❷ 방사선의 조사부위에 따라서 장기특이적인 부작용도 나타나는 점에 유의한다.

❸ 방사선의 조사부위의 조직은 오랜 세월에 걸쳐서 창상치유부전이 생긴다고 생각해야 한다.

❹ 구강이나 인두가 조사부위에 포함되어 있는 경우, 점막염으로 인한 동통 · 연하장애 · 2차 감염, 미각장애, 타액분비 저하, 다발충치, 악골괴사 등의 장애가 생기거나 또는 그 가능성이 있다.

❺ 두경부가 조사부위인 경우, 구강영역에 발생할 부작용 경감에 힘쓰고, 방사선치료를 완수할 수 있도록 최대한 지원해야 한다. 20 Gy 조사했을 무렵부터 점막염이 나타나는 것을 알아 둔다.

❻ 방사선치료가 중단되면 그 효과가 반감된다는 점을 인식해 두어야 한다. 방사선치료 시작 4±1주경부터 종양의 배가시간(2배의 크기가 되는 시간)을 단축시킨다. 두경부암이나 자궁경부암의 근치치료목적으로 방사선 조사를 시작한 경우 20 Gy 조사 이후의 중단은 생명예후에 영향을 미친다.

❼ 두경부암에 대한 방사선치료의 중단 원인은 주로 구내염의 중증화에 수반하는 통증과 섭식장애이며, 중증화의 원인은 구강세균으로 인한 2차 감염이다.

❽ 구내염의 중증화를 예방하기 위해서는 구강 내를 청결하게 유지하고, 세균수를 감소시키는 것이 결정적으로 중요하다는 점을 환자에게 충분히 인식시켜서, 함께 구강위생관리를 한다.

❾ 필요에 따라서 함수제(含嗽劑), 점막보호제, 보습제, 진통제 등의 대증요법을 처방한다.

❿ 섭식장애의 징후가 나타난 경우에는 종합병원 치과에 의뢰하는 것이 바람직하다.

- 문진의 포인트
  - ▶원질환과 현재 병태의 확인
  - ▶조사부위의 확인 (악골이 조사부위에 포함되어 있는가?)
  - ▶조사선량 (예정조사선량, 조사 중인 경우의 현재 조사선량, 치료 종료 후 총선량)
  - ▶조사 시기의 확인
  - ▶구강내 자각 증상의 유무

치과치료에서 유의해야 할 사항

두경부 방사선치료 전

- 방사선 악골괴사의 발증을 예방하기 위해서, 감염원이 될 수 있는 치아는 미리 치료하거나 발치해 둔다. 발치 시에는 골예연을 제거하거나 창상을 폐쇄하는 것이 바람직하다.
- 조사부위에 직접 포함되는 금속 치관은 산란선(散亂線)으로 인한 점막염의 중증화를 방지하기 위해서 제거해 두는 것이 바람직하다.
- 주위 건강조직으로 여분의 방사선이 조사되는 것을 피하기 위해 조사부위를 고려한 치과용 레진을 사용하여 스페이서를 제작·장착하는 것이 바람직하다. 방사선의와의 대진이 필요하다(조사위치결정 후의 장착은 선량분포에 변화를 초래하므로 불가).
- 스켈링, PTC를 하면서 구강위생관리를 계속한다.

두경부 방사선치료 중

- 치과치료는 기본적으로 응급처치에 머문다.
- 정기적으로 구강위생관리를 하고, 구내염의 중증화 예방에 힘쓴다. 동시에 자극이 적은 함수제(알콜 함유 함수제는 피한다)로 양치질을 열심히 하게 한다.

- 구강 내의 보습대책이 중요하다. 보습제나 인공타액 사용을 권한다. 부교감신경자극제(*살라겐®)의 투여도 가능하다.
- 진통제를 투여하지 않으면 섭식이 어려운 병태가 되면, 종합병원 치과에 의뢰하는 것이 바람직하다.

두경부 방사선치료 후

- 발치 등의 관혈처치가 필요해진 경우에는 BP제제 사용 환자와 마찬가지로 악골괴사 발증예방에 유의한다(참조 BP제제, 항RANKL 모노클로널 항체제제 사용 환자의 항 p.20~).
- 정기적으로 구강위생관리를 한다.

전문으로부터의 메시지

- 두경부영역에 방사선치료할 때 이외에는 조사 중의 치과처치는 기본적으로 문제가 없다.
- 두경부암에 대한 방사선치료에 의한다. 급성 · 말기의 부작용 경감 · 예방을 위해 방사선치료기간부터 종료 후까지 장기적인 구강내 위생관리가 중요하다.

---

*살라겐®

　살라겐®(필로카르핀)은 유일한 두경부의 방사선치료에 수반하는 구강건조증상의 개선에 적응이 있는 약제로, 타액선 내의 무스카린 수용체(M3 수용체)를 자극하여 타액분비를 촉진시킨다. 부작용의 빈도가 비교적 높아서, 발한, 비염, 설사, 빈뇨, 두통, 얼굴의 화끈거림, 구역질 등이 있다. 투여금기는 허혈성 심장질환, 기관지천식, COPD, 소화관방광경부의 폐색, 간질, 파킨슨병, 홍채염이 있다.

제18장 화학요법 (분자표적 치료 포함) 환자

 이것이 포인트

❶ 화학요법을 받는 환자의 경우, 암을 치료하는 주치의와 협진을 긴밀히 해야 한다. 문진으로 불분명한 상황에 관해서는 반드시 자문을 구한다.

  ● 문진의 포인트
    ▶원발부위와 치료력의 파악
    ▶전신상태, 특히 화학요법에 수반하는 자각적 부작용의 정도
    ▶화학요법 스케줄 확인 (전 회의 화학요법 종료일 · 다음 회의 화학요법 개시일)
    ▶백혈구 수, 혈소판 수, 빈혈의 정도, 그 밖의 장기 장애의 확인

❷ 시간적 여유가 있으면, 화학요법 개시 전에 구강내의 감염원이 되는 병소의 제거가 바람직하다. 반복하여 화학요법을 하는 경우도 다음 회 치료 직전이 가장 적시이다. 발치는 화학요법 개시의 5~7일 전에 하고, 가능한 한 폐쇄창으로 한다.

❸ 암과 싸우는 환자의 심정을 충분히 배려하여 대응한다.

❹ 면역억제상태에 있다고 생각하며 대처한다. 2차 감염의 가능성이 있는 처치를 하는 경우에는 항균제를 예방 투여한다. 백혈구 수는 통상 화학요법 후 1주부터 2주에 최저치(Nadir)가 된다.

❺ 백혈구 수 2,000/μL, 호중구 수 1,000/μL 이하인 경우는 감염의 위험이 높아진다.

❻ 소화관점막장애를 야기하는 경우가 많다. 구강점막염(표1)의 중증화 방지에서 치과의사의 역할이 매우 크다. 간장 · 신장장애나 위 · 장점막염이 있는 경우에는 항균제나 진통제의 투여에 배려가 필요하다.

치과치료에서 유의해야 할 사항

백혈구 수 2,000/μL, 호중구 수 1,000/μL 이상의 경우

- 통상의 치과치료는 가능하지만, 발치 등 관혈처치 시(표2)에는 2차 감염에 유의하고, 항균제를 예방 투여한다.
- 구강점막염이 심한 경우는 치과치료에 제한을 받는다. 점막염의 중증화와 2차 감염을 방지하기 위해서 구강위생관리를 철저히 한다.

표1 구강점막염의 발증빈도가 높은 항암제

종 류	상품명 (일반명)
항암성항균제	브레오®(블레오마이신), 다우노마이신®(다우놀비신) 코스메겐®(악티노마이신D), 아드리아신®(독소루비신)
대사길항제	메토트렉세이트, 5-FU(플루오로우라실) 티에스원®(테가푸르 · 기메라실 · 오테라실 칼륨 배합제) 제로타®(카페시타빈), 키로사이드®(시타라빈), 젬잘®(겜시타빈), 하이드레아®(히드록시칼바미드)
알킬화제	알케란®(멜팔란), 엔독산®(시클로포스파미드)
토포이소메라아제 저해제	토포테신®(이리노테칸), 라스테트®, 페프시드®(에트포시드)
플라티나계	란다®, 브리플라틴®(시스플라틴)
탁산계	탁솔®(파클리탁셀), 탁소텔®, 완탁소텔®(도세탁셀)

표2 화학요법 시의 발치

❶ 항균제를 예방 투여한다.
❷ 화학요법 시작 5~7일 전에 시행한다.
❸ 반드시 치조골 예연을 트리밍하고, 점막골막판을 작성 · 1차 폐쇄한다.
❹ 발치 후에도 항균제를 통상보다 오래 투여하고, 치유상황을 신중히 관찰한다.

- 혈소판 수가 5만/μL 이하인 경우는 관혈적 처치는 삼가고, 종합병원 치과에 의뢰한다.
- 암치료에 수반하는 장기장애(특히 간장 · 신장장애)를 파악하고, 약제를 선택 · 조정한다.

백혈구 수 2,000/μL, 호중구 수 1,000/μL 이하의 경우

• 통상 치과치료는 삼가야 한다. 급성 치성 감염증 등으로 긴급을 요하는 경우에는 즉시 주치의와 대진하고 종합병원 치과에 의뢰한다.

전문의로부터의 메시지

• 화학요법에 의한 골수억제에서는 백혈구 감소로 인한 이감염성, 빈혈, 혈소판 감소에 의한 출혈경향이 문제가 된다.
• 백혈구 감소 시의 감염증은 구강내 병소가 원인인 경우도 많아서, 화학요법이 예정되어 있는 환자에게는 발치나 치주병의 치료가 매우 중요하다.

■ **참고문헌**

1) 암환자 치과의료 연휴강습회 2 : 암화학요법, 두경부 방사선요법에서의 치과치료와 구강위생관리. 사단법인 일본치과의사회, 독립행정법인 국립암연구센터, 2013.

제19장 소아질환에 대한 대응

1 아토피성 피부염 · 소아 기관지천식 환자

이것이 포인트

❶ 아토피성 피부염 환아에게는 기관지천식이 합병되어 있는 경우가 많다. 따라서 아토피성 피부염 환자를 진찰할 때는 천식 발작의 가능성이나 다른 알레르기증상(접촉피부염, 퀸케부종) 발현의 가능성에도 항상 유의해야 한다.

● 문진의 포인트
  ▶ 알레르겐이 판명되어 있는지의 여부를 확인
  ▶ 기관지천식의 합병 유무 및 그 조절 상황
  ▶ 아스피린에 의한 유발의 유무
  ▶ 다른 알레르기 합병의 유무
  ▶ 사용 약제의 확인
  ▶ 평소 천식발작 시의 대응

❷ 천식의 기왕이 있으면, 발작 시의 증상 확인(소 · 중 · 대 발작)과 평소 발작 시의 대응을 확인해 둔다. 흡입제 등을 휴대하고 있는 경우는 치료 시에도 반드시 지참하게 한다.

❸ 난치성 아토피성 피부염 환자에게는 치과용 금속 때문에 발증하는 경우도 있다.

❹ 스테로이드제를 사용하는 경우도 있어서 주의해야 한다(참조 스테로이드제 사용 환자의 항 p.33~).

소아 기관지천식이란?

여러 가지 원인에 의해 기도의 협착이 반복되는 질환으로, 해수, 천명을 확인한다. 기도의 협착은 기관지평활근의 연축(攣縮), 기도점막의 부종, 분비과다에 의해서 생기며, 원인은 감염이나 알레르기 등에 의한 기도점막의 염증과 과민성이다. 성장과 더불어 자연 완화되는 경우가 대부분이지만, 성인 천식으로 이행되는 경우도 있다. 항염증제를 중심으로 하는 약물요법이 조기부터 시행되고 있다.

소아 기관지천식의 조절 상태의 평가 (표1)

- 조절 상태를 최근 1개월 정도의 기간으로 판정한다.
- 경미한 증상은 운동이나 큰소리로 웃기, 큰소리로 운 후나 기상 시에 일과성으로 나타나지만, 바로 소실되는 기침이나 천명, 단시간에 각성되지 않는 야간의 콜록거림 등, 간과하기 쉬운 가벼운 증상을 가리킨다.
- 확실한 천식 발작은 콜록거림이나 천명이 주야에 걸쳐서 지속 또는 반복되고, 호흡곤란을 수반하는 정형적인 천명증상.
- 가능한 한 피크 플로(PEF)나 플로볼륨곡선을 측정하여, 「양호」의 판정에는 PEF의 일내 변동이 20% 이내, 또는 자기최량치의 80% 이상, 1초량(FEV_1)이 예측치의 80% 이상, β_2 자극제 반응성이 12% 미만인 것이 바람직하다(주치의로부터의 결과 보고 시에 참고로 한다).

표1 소아 기관지천식의 조절 상태의 평가

평가항목	조절 상태		
	양호 (모든 항목이 해당)	비교적 양호	불량 (어느 한 항목이 해당)
경미한 증상	없음	(≥1회/월)〈1회/주	≥1회/주
확실한 천식발작	없음	없음	≥1회/월
일상생활의 제한	없음	없음 (있어도 경미)	≥1회/월
β_2 자극제의 사용	없음	(≥1회/월)〈1회/주	≥1회/주

(소아 기관지천식 치료 · 관리 가이드라인 2013)

- 평가할 때에 최근 1년간의 급성 악화로 인한 입원, 전신성 스테로이드제 투여를 필요로 한 중독 발작의 유무, 또는 증상의 계절성 변동 등, 각 환자 고유의 악화인자(위험)를 고려하여 치료방침 결정에 참고한다.

준비할 것

❶ 펄스옥시미터   ❷ 기관지확장제 (흡입제)
❸ 산소투여장치

■ 치과치료에서 유의해야 할 사항

소아 기관지천식의 합병이 없는 경우

- 통상대로 치과치료가 가능하지만, 치료할 때에 사용하는 약제의 알레르기에 관해서 충분히 배려한다.
- 치과용 금속은 가능한 한 사용하지 않는다(금속 알레르기가 원인인 경우가 있다).

소아 기관지천식이 합병되어 있는 경우

- 천식환자의 치과치료는 발작 없이 잘 조절된 시기에 한다(표1~2).
- 가능하면 펄스옥시미터로 산소포화도를 관찰하면서 치료하는 것이 바람직하다. SpO_2 96% 이상을 정상이라고 생각한다.
- 치과치료 중의 심신의 스트레스 때문에 천식을 유발할 수 있으므로 주의를 요한다.
- 테오필린(테오돌®) 제제를 사용하고 있는 경우, 마크로라이드계 항균제의 사용은 피한다(테오필린의 혈중농도가 상승할 수 있다). 테오필린 관련 경련의 보고가 있다.
- 천식의 조절 상태가 나쁜 경우, 종합병원 치과에 의뢰하는 것이 바람직하다.

표2 치료 전의 임상증상에 근거한 소아 기관지천식의 중증도 분류

중증도	증상정도 및 빈도
간헐형	• 1년에 수차례, 계절성으로 기침을 하고 경도 천명이 나타난다. • 때로 호흡곤란을 수반하기도 하지만, β_2 자극제의 1회요법으로 단시간에 증상이 개선되어 지속되지 않는다.
경증 지속형	• 기침, 경도 천명이 1회/월 이상, 1회/주 미만. • 때로 호흡곤란을 수반하지만, 지속이 짧아서 일상생활이 장애를 받는 경우가 적다.
중등증 지속형	• 기침, 경도 천명이 1회/주 이상. 매일 지속되지는 않는다. • 때로 중, 대 발작이 되어 일상생활이 장애를 받기도 한다.
중증 지속형	• 기침, 경도 천명이 매일 지속된다. • 주에 1~2회, 중·대 발작이 되어 일상생활이나 수면이 장애를 받는다.
최중증 지속형	• 중증 지속형에 해당하는 치료를 해도 증상이 지속된다. • 종종 야간의 중·대 발작으로 시간외 수진하고, 입퇴원을 반복하며, 일상생활이 제한을 받는다.

(소아 기관지천식 치료·관리 가이드라인 2013)

치과치료 중에 천식발작을 일으킨 경우

• 보통 대처법에 따라서 흡입제 등을 병용하며, SpO_2의 수치를 모니터하면서 96% 이상이 유지되도록 산소를 투여한다.
• SpO_2 91% 이하에서는 대발작이라고 생각하고, 즉시 전문병원에 구급 이송한다.

전문의로부터의 메시지

소아의 기관지천식이 최근에 치료받아 더욱 잘 관리되면서 양호하게 조절된 상태이면, 안전하게 치과치료할 수 있다. 단, **갑작스런 호흡상태의 변화에는 항상 주의해야 한다.**

2 선천성 심기형 환자

 이것이 포인트

❶ 문진으로 현재 병상의 상세한 내용을 파악한다. 불분명한 점은 반드시 주치의에게 자문을 구한다.

● 문진의 포인트
  ▶ 선천성 심기형의 종류(표3)
  ▶ 수술 기왕력의 유무
  ▶ 현재의 병태와 심부전, 판이상, 부정맥 합병의 유무와 정도

❷ 기본적으로 감염성 심내막염의 예방처치가 필요하다.

준비할 것

❶ 펄스옥시미터   ❷ 산소투여장치

치과치료에서 유의해야 할 사항

수술이 필요 없거나(자연치유), 적정한 수술시기까지 대기하며 경과 관찰하고 있는 경우

• 비교적 증상이 가벼운 경우, 치과치료는 가능하지만, 감염성 심내막염의 발증을 예방하기 위해서 항균제를 반드시 투여한다(표4).
• 작은 침습으로 심한 운동이상이 나타나게 되면, 처치를 중단하고 산소를 투여한다. 산소 투여로 개선되지 않는 경우 그 후의 처치는 종합병원 치과로 의뢰한다.
• 강심제, 이뇨제, 혈관확장제 등을 투여하는 경우가 있어서 확인해 둔다.

표3 선천성 심기형의 종류와 발생빈도

선천성 심기형의 종류	발생빈도	선천성 심기형의 종류	발생빈도
심실중격결손	32.1%	폐동맥 협착	3.9%
팔로 4징후	11.3%	양대혈관우실 기시	2.9%
심방중격결손	10.7%	동맥관 개존	2.8%
완전대혈관 전위	4.3%	기타	32.0%

(일본소아순환기학회 역학위원회 보고(3,654례)에서 발췌)

표4 감염성 심내막염의 발병 예방을 위한 항균제의 예방 투여법

▶제1선택
사와실린®(아목시실린) 또는 비크시린®(암피실린) 50 mg/kg을 처치 전 30분부터 1시간 전에 내복.
▶제2선택 (페니실린 알레르기인 경우)
다라신®(클린다마이신) 20 mg/kg 또는 지스로맥®(아지스로마이신) 15 mg/kg을 30분부터 1시간 전에 내복.

근치적 수술이 시행되고, 거의 일상적인 생활을 하고 있는 경우

• 치과치료는 가능하지만, 감염성 심내막염의 발증예방을 위한 항균제 투여는 기본적으로 해야 한다(표4).

대증요법 수술이 시행되고 있거나, 수술이 불가능한 경우

• 종합병원 치과로 의뢰한다.

전문의로부터의 메시지

감염성 심내막염의 예방 투여의 제1선택은 페니실린계 항균제이지만, 이것은 동시에 아나필락시스 반응을 일으키기 쉬운 약제이기도 하다. 환자의 약물 알레르기의 기왕력에 관해서는 충분한 문진이 필요하다.

3 가와사키병 환자

 이것이 포인트

❶ 가와사키병 환자에게는 관상동맥의 확대, 관상동맥류 병변, 협착, 심장 판막 병변, 심근경색 등의 심장혈관후유증이 있는 경우가 있으므로 치과치료상 유의해야 한다. 문진 및 주치의와의 대진으로 상세한 내용을 파악해야 한다.

● 문진의 포인트
▶ 발증 시기
▶ 치료력과 심장혈관계 후유증의 유무
▶ 현재의 병태
▶ 복용 약제

❷ 항혈소판제, 항응고제를 복용하고 있을 수 있다. Ca 길항제나 β 차단제를 복용하고 있는 경우도 있다.

❸ 가와사키병 기왕환자는 성인기에도 심장혈관계 병변에 걸리기 쉽다.

가와사키병이란?

4세 이하의 영유아에게 호발하는 원인불명의 질환으로, 전신성 혈관염이 주된 병태이다.

다음의 6가지 주요증상 중, 5가지 이상의 증상이 수반되는 것을 본증이라고 한다.

❶ 5일 이상 계속되는 발열(단, 치료로 5일 미만에 해열되는 경우도 포함한다).
❷ 양측 안구결막의 충혈
❸ 구순, 구강소견 : 구순의 홍조, 딸기혀, 구강인두점막의 미만성 발적.

❹ 부정형 발진.

❺ 사지말단의 변화 : (급성기) 손발의 경성부종. 손바닥 내지 손가락 끝의 홍반(회복기) 손가락 끝에서의 막양낙설(desquamation).

❻ 급성기의 비화농성 경부림프절종창.

단, 위에 기술한 6가지 증상 중, 4가지 증상만 확인되더라도, 경과 중에 관상동맥류(확대 포함)가 확인되고, 다른 질환이 제외된다면 본증이라고 한다.

치과치료에서 유의해야 할 사항

》》심장혈관 후유증이 없는 경우

중증도 Ⅰ, Ⅱ, Ⅲ (표 5)으로, 판막장애, 심부전이나 중증부정맥이 합병되지 않은 경우

• 통상대로 치과치료를 해도 지장이 없다.

》》심장혈관 후유증이 있는 경우

중증도 Ⅳ, Ⅴ (표5)

• 치과치료에 의한 스트레스를 가능한 한 적게 하도록 배려한다.

• 항혈전요법을 받고 있을 가능성이 높아서, 출혈경향의 정도를 파악하고, 관혈처치 시에는 국소처치를 충분히 한다(참조 항응고제, 항혈소판제 사용 환자의 항 p.28~).

• 항균제를 예방 투여하는 것이 타당하다. 치료 때문에 인공물이 혈관 내에 유치되어 있는 경우도 고려한다(참조 : 순환기질환 환자의 항 p.46~)

• 허혈증상, 판막장애, 심부전이나 부정맥이 나타나는 경우는 그 정도에 따르지만, 무리를 하지 말고 종합병원 치과에 의뢰한다.

표5 가와사키병 심장혈관 후유증의 중증도 분류

중증도	증 상
I	확대성 변화가 없었던 군 : 급성기를 포함하여 관동맥의 확대성 변화가 없는 증례
II	급성기의 일과성 확대군 : 제30병일까지 정상화되는 경도의 일과성 확대를 확인한 증례
III	Regression군 : 제30병일에서도 확대 이상의 관동맥류 형성을 남긴 증례로, 발증 후 1년까지 양측 관동맥소견이 완전히 정상화되고, V군에 해당되지 않는 증례
IV	관동맥류의 잔존군 : 관동맥조영검사에서 1년 이상, 한쪽 또는 양쪽의 관동맥류가 확인되지만, V군에 해당되지 않는 증례
V	관동맥협착성 병변군 : 관동맥조영검사에서 관동맥에 협착성 병변이 확인되는 증례 (a) 허혈소견이 없는 군 : 여러 검사에서 허혈성 소견이 확인되지 않는 증례 (b) 허혈소견이 있는 군 : 여러 검사에서 확실한 허혈성 소견이 있는 증례

※ 중등도 이상의 판막장애, 심부전, 중증 부정맥 등이 있는 증례에서는 각 중증도 분류에 덧붙인다.

■ 전문의로부터의 메시지

급성기가 지난 가와사키병에 심장혈관 후유증이 수반되지 않는 경우에는, 치과치료를 통상대로 시행할 수 있다. 그러나 **심장혈관 후유증 합병례나 병력·병상의 상세한 내용이 불분명한 환자는 기본적으로 종합병원 치과에 의뢰**해야 한다.

4   ## 당뇨병 환자

 이것이 포인트

❶ 소아당뇨병의 8할은 1형이며, 인슐린으로 조절 중 때때로 저혈당 발작
을 일으키므로, 치과치료 중에도 유의해야 한다. 불분명한 점이 있으
면, 주치의에게 자문을 구한다.

● 문진의 포인트
  ▶1형 당뇨병 or 2형 당뇨병
  ▶조절 상태
  ▶저혈당 발작의 기왕 유무
  ▶합병증의 유무

■ 소아당뇨병의 치료

・1형 당뇨병→인슐린요법＋식사요법 (원칙적으로 칼로리는 제한하지 않는
  다. 탄수화물, 지방, 단백질의 에너지비를 5 : 3 : 2 로 한다)
・2형 당뇨병→기본은 식사요법과 운동요법. 조절이 좋지 않을 때에는 혈당강
  하제를 사용한다.

치과치료에서 유의해야 할 사항

- 저혈당 발작의 방지를 위해서 공복 시의 치료는 피한다. 치과치료 중 저혈당 발작을 일으킨 경우는 신속히 당분을 보급한다(참조 당뇨병 환자의 항 p.87~).
- 1형 당뇨병에서는 성장을 위해서 균형 잡힌 식사섭취가 필요하다. 치아 및 구강의 건강유지관리가 중요하다.
- 쉽게 감염될 수 있으니 유의한다.
- 당뇨병성 신증이 합병되어 있는 경우는 신장기능을 평가하고 투약할 때에 고려한다(참조 신장기능장애 환자의 항 p.134~).

전문의로부터의 메시지

- 최근 생활양식의 변화에 따라서 소아에게도 2형 당뇨병 환자가 증가하고 있다.

5 과민성 장증후군 환자

❶ 문진으로 병태의 상세한 내용을 파악한다. 불분명한 점이 있으면 주치의에게 자문을 구한다.

● 문진의 포인트
▶ 현재의 병태 (변통이상, 복부팽만감, 오심 · 구토 등) (표6)
▶ 복용 약제의 파악
▶ 악화인자 (특정한 음식이나 약제 등)

❷ 사회 · 심리적 스트레스가 병태의 유발 또는 악화에 관여하고 있어서, 치과외래에서도 심신의학적 대응이 요구된다.

❸ 소화기 증상의 악화에 연결되는 신체적 · 정신적 스트레스를 가능한 한 주지 않도록 배려한다.

표6 Rome Ⅲ 일본어역 – 배변상황에 따른 과민성 장증후군(IBS)의 분류

❶ 변비형 IBS (IBS-C)	굳은 변 또는 토끼똥 같은 변이 25% 이상이며, 연변 (軟便, 진흙 같은 변) 또는 물 같은 변이 25% 미만인 것
❷ 하리형 IBS (IBS-D)	연변(軟便, 진흙 같은 변) 또는 물 같은 변이 25% 이상이며, 굳은 변 또는 토끼똥 같은 변이 25% 미만인 것
❸ 혼합형 IBS (IBS-M)	굳은 변 또는 토끼똥 같은 변이 25% 이상이며, 연변 (軟便, 진흙 같은 변) 또는 물 같은 변도 25% 이상인 것
❹ 분류 불능형 IBS	변성상 이상의 기준이 IBS-C, D, M의 어느 것도 충족시키지 않는 것

(일본국제소화관운동연구회 역)

표7 투약 예

▶비오페르민® 3세 1g/일 12세 2g/일

치과치료에서 유의해야 할 사항

- 정신적 스트레스를 경감하기 위해서 수용 · 지지 · 보증이라는 심신증 치료의 기본에 따라서 대응한다.
- 동통 스트레스를 가능한 한 경감하기 위해서도 표면마취는 반드시 병용한다. 그 밖에 치과치료 중의 침습을 가능한 한 저감시키도록 배려한다.
- 항균제 · 진통제를 처방하는 경우는 최소필요량에 그치며, 정장제나 점막보호제를 병용한다 (표7).
- 투약 후, 소화기 증상이 악화되는 경우는 주치의와 대진 후, 약을 신속히 변경한다.

전문의로부터의 메시지

스트레스 사회의 현대, 소아에게도 증가하고 있는 증후군이다. '치과치료 중에 화장실에 가고 싶어지면 어떻게 하나'라는 사소한 스트레스 때문에 증상이 나타난다. 사전에 화장실의 위치를 가르쳐주고, 치료 도중이라도 화장실에 갈 수 있다는 설명만으로도 환자의 증상완화에 큰 효과가 있다.

6 　네프로제증후군 환자

❶ 스테로이드제나 면역억제제(사이크로스폴린 A나 사이크로포스파미드)를 사용하는 경우가 많고(표8), 또 저영양(저단백혈증) 과 함께, 면역력의 저하 상태에 있어서 감염되기 쉽다. 문진으로 정보수집이 불충분한 경우, 반드시 주치의에게 자문을 구한다.

● 문진의 포인트
　▶1차성 네프로제 or 2차성 네프로제 (대사질환, 교원병, 악성종양)
　▶현재의 병태 (식욕부진, 설사 등) 및 저단백혈증의 정도
　▶사용 약제의 종류 및 사용량
　▶신장기능장애 합병의 유무

표8 스테로이드제, 면역억제제를 사용하고 있을 가능성이 있는 질환

▶약년성 류머티스 관절	▶쉐그렌증후군
▶강피증	▶혼합성 결합조직병
▶피부근염 · 다발성 근염	▶대동맥염증후군
▶결절성 다발근염	▶항인지질항체증후군 등

▌치과치료에서 유의해야 할 사항

• 치과치료의 스트레스로 급성 부신기능부전을 초래할 수 있으므로, 스테로이드 커버(표9)의 준비를 게을리하지 않는다(참조 스테로이드제 사용 환자의 항 p.33~).

표 9 스테로이드 커버의 기준

▶ 영유아 : 히드로코르티손 25 mg	▶ 아동 : 히드로코르티손 50 mg

- 감염 근관처치나 발치 등의 관혈처치를 하는 경우, 2차 감염의 예방을 위해서 항균제의 예방 투여가 필요하다.

전문의로부터의 메시지

- 질환이 급성기인 경우의 치과치료는 긴급한 경우를 제외하고 피하는 편이 무난하다.
- 어쩔 수 없이 치료할 때에는 반드시 주치의와 상담한 후에 계획한다.

7 편도 (구개편도) 비대 · 아데노이드 (인두편도) 비대 환자

 이것이 포인트

편도는 림프여포의 증식으로 비대되고, 취학연령부터 초등학교 고학년에 걸쳐서 최대가 되므로, 상기도를 폐색하고, 비호흡이 어려워지는 수가 있어서 **치과치료에서 고려해야 하는 경우가 있다.**

치과치료에서 유의해야 할 사항

매켄지의 분류 (표10) 3도

- 편도 비대로 비호흡이 어려워지리라 예상되므로, 물을 사용하는 치과치료는 간헐적으로 하고, 자주 흡인조작을 한다.
- 러버댐 방습 하에서의 치과치료는 기도 협소화의 위험성이 있어서 주의를 요한다. 특히 소기진정법을 응용하는 경우는 위험이 높다.

표10 매켄지의 분류

1도	전구개궁(구개설궁)과 후구개궁(구개인두궁) 사이에 있거나 후구개궁(구개인두궁)을 약간 지나는 것
2도	1도와 2도 사이에서 중등도 비대
3도	좌우의 구개편도가 중앙에서 거의 접하는 것

전문의로부터의 메시지

편도 아데노이드는 대개 7세에 가장 크고 그 후 자연히 작아져 간다. 매켄지의 분류에서 3도의 비대가 있고, 코를 고는 아이는 수면 시 무호흡증후군일 수도 있으므로, 전문의에게 수진을 권한다.

8 발달장애 환자

이것이 포인트

❶ 면접으로 실제 생활적응능력(학습영역, 사회성영역, 생활자립영역)의 고저를 파악하고, 통상의 치과치료가 가능한지의 여부를 추측한다.
❷ 새로운 환경에 대한 적응이나 커뮤니케이션의 확립이 어려우므로, 치과 치료를 시작할 때는 통원, 진료실이라는 새로운 환경에 익숙하게 하는 것에서 시작한다. 그 후 치과치료를 상정한 트레이닝을 한다.

발달장애에 관해서

발육기의 뇌에 요인이 추가되어 뇌의 발달이 저해를 받은 결과, 운동, 행동, 커뮤니케이션 또는 사회성 장애를 초래한 상태(표11)이다.

표11 발달장애의 종류

종 류	증 상
지적장애	의미이해의 곤란성
자폐증 스펙트럼장애 (광범성 발달장애)	사회성의 곤란성
주의결함 다동성장애	행동의 문제
학습장애	특정영역에서의 학습곤란

치과치료에서 유의해야 할 사항

치과치료에 관한 설명을 어느 정도 이해할 수 있어서, 체어 타임을 가질 수 있는 경우

• 갑작스런 변화를 싫어하는 경향이 있으므로, 미리 변화를 예측할 수 있도록 예정을 구체적으로 전달한다.
• 가족 또는 간병인이 체어사이드에 대동하게 한다.
• 체어 타임을 가능한 짧게 한다.
• 어느 특정한 것에 구애받는 경향이 나타나므로, 가능한 한 환자의 뜻에 맞도록 배려한다.

치과치료에 관한 이해가 진행되지 않는 경우

• 무리하게 억제하지 말고, 진정하 또는 전신마취하에 치과치료를 한다. 입원 관리가 어려우므로 당일 치과치료가 바람직하다. 기본적으로 종합병원 치과에 의뢰한다.

전문의로부터의 메시지

다양한 일상진료 중에서 발달장애아의 치료를 위해서 많은 시간을 할애하기가 좀처럼 어렵겠지만, 시간을 들여서 환아와의 신뢰관계를 쌓는 것이 결과적으로 치료 효과를 올리는 것으로 연결된다. 가족도 평소의 치료교육으로 매우 지친 경우가 많으므로, 반드시 따뜻한 눈으로 대해주기 바란다.

■ 참고문헌

1) 나가사키현 보험의협회 : 질환이 있는 환자의 치과치료 개정판. 나가사키 보험의협회, 나가사키, 2011.

2) 피부과 진료 practice 6 아토피성 피부염. 문광당, 도쿄.

3) 후생노동성 의약식품안전대책과 : 소아 기관지천식의 약물요법에서의 적정사용 가이드라인. 2005년도 연구.

4) 일본알레르기학회지 12 : 293-298, 1998.

5) 內山聖 감수 : 표준 소아과학 제8판. 의학서원, 도쿄, 2013.

6) 특집 가와사키병 up to date. 소아과12 Vo.53. No.13. 1771-1803, 금원출판, 2012.

7) 가와사키병 심장혈관 후유증의 진단과 치료에 관한 가이드라인 (2013년 개정판). 일본순환기학회 외 : 순환기병의 진단과 치료에 관한 가이드라인 (2012년도 합동연구반 보고).

8) 和氣裕之 외 : 유질환자 치료포켓북 전신질환 VS 치과치료. 덴탈 다이아몬드, 도쿄, 2013.

9) 本鄕道夫 : Rome Ⅲ을 일본어로 해석한다. 제5회 일본신경소화기병학회 란촌세미나, 2006.

10) 일본내분비학회 진료지침작성위원회 : 부신클리제를 포함한 부신기능저하증의 진단과 치료에 관한 지침 (최종판), 2013.

11) 森崎市治郎 외 편자 : 장애자 치료가이드북. 의치약출판, 도쿄, 2009.

표 치과의원에 상비해 두어야 하는 구급약품

상품명 (일반명)	용 량	적응병태	사용법
아트로핀주®시린지 (아트로핀유산염수화물)	0.5 mg/ 시린지	덴탈 쇼크	피하주사, 근육주사, 정맥주사
솔루 · 코테프® (히드로코르티손)	100 mg /A, 250mg /A 500 mg /A	급성 부신기능부전 급성 순환부전 및 쇼크상태	근육주사, 정맥주사, 점적정맥주사
미오콜®스프레이 (니트로글리세린)	0.3 mg /1분무	치과치료 중의 급격 한 혈압상승	구강 내에 1회 분무
에피펜® (아드레날린)	0.15 mg / 시린지 0.3 mg / 시린지	아나필락시 쇼크	근육주사
세르신® (디아제팜)	5 mg /A, 10 mg /A	경련발작	근육주사, 정맥주사
폴라라민® (d-클로르페니라민 말레산염	5 mg /A	알레르기	피하주사, 근육주사, 정맥주사
에호틸® (에틸레프린염산염)	10 mg /A	저혈압	피하주사, 근육주사, 정맥주사
빈®F수액 등 (초산링거액)	500 mL / bag	순환혈액량 감소	점적정맥주사

끝으로

　끝까지 읽어보시고, 본서「치과 체어사이드 매뉴얼」이 독특한 책이라는 것을 아셨습니까?

　우선 독특한 점은, 전신질환의 진료를 의과의사가 아니라, 치과의사가 혼자서 정리했다는 점입니다. 병원치과의로서 오랫동안의 경험이 있는 와다 다케시(和田 健)선생님이 전신질환이 있는 환자가 치과를 수진한 경우를 상정하여 정리했습니다.「치과의사가 의과진료를 정리한다」그 작업이 얼마나 대단한 일인지요. 자신의 전문분야를 집필한다면 몰라도, 전공외의 분야에 뛰어드는 데는 대단한 용기가 필요합니다. 와다 선생님의 남다른 용기와 열의를 모두 담은 책입니다.

　2번째 독특한 점은, 치과와 의과의 협진이 결실을 맺은 책이라는 점입니다. 와다 선생님이 정리한 노작을 세이로카(聖路加) 국제병원의 각과 전문의가 가차없이 수정했습니다. 그리고 원고가 다시 만들어졌습니다. 그것을 또 전문의들이 수정해서「전문의로부터의 메시지」를 첨가한 것입니다. 치과와 의과의사에 의한 이와 같은 협진은 지금까지 얼마나 있었을까요. 치과와 의과는 역사적으로 매우 다른 세계에서 교육을 받으며 진료를 계속해 왔습니다. 그러나 환자에게는 치과도 의과도 없을 것입니다. 전신질환으로 의과를 방문하는 환자에게 치과질환이 있어도, 치과를 방문하는 환자에게 전신질환이 있어도, 본래 같은 대응이 요구될 것입니다.

　3번째 독특한 점은, 본의원에서 치료가 가능한지, 종합병원 치과에 의뢰해야 하는지를 언급하고 있다는 점입니다. 고령사회가 급속도로 진행되어, 많은 복잡한 질환을 안고 있는 환자가 급증하고 있습니다. 개업한 치과 선생님의 진료실에, 전신질환이 있는 환자가 방문하는 것은 일상다반사입니다.「바로 치과치료가 필요하지만, 전신질환이 있다, 거참 어떻게 해야 하나」라고 고민한 적은 없습니까? 본서는 일상진료에서 흔히 경험하는 전신질환의 대부분을 망라하고 있습니다. 게다가 각 질환에서의 필요사항이 최소한으로 심플하게 정리되어 있습니다. 그리고 어느 정도의 치료까지가 안전한지를 명시하고 있습니다.

이와 같은 본서가 세상에 나오는 데는 3가지 행운이 있었습니다. 우선, 「전신질환이 있는 환자의 치과진료를 정리하자」고 하신 와다 선생님의 열의였습니다. 다음으로, 玉置 敬一 선생님이 와다 선생님(치과)과 오카다 선생님(의과)의 브릿지 역할을 하신 점입니다. 마지막으로 의치약출판 편집부의 노력입니다. 이 3가지 행운에 감사드리면서, 본서가 현장의 개업치과 선생님들께 조금이라도 도움이 되기를 기원합니다.

2016년 7월

세이로카(聖路加)국제병원 혈액내과부장

오카다 사다무(岡田 定)

INDEX

225

ㅇ

ㅈ

227

ㅊ

ㅋ

ㅌ

ㅍ

ㅎ

【저자 약력】

와다 다케시(和田 健)

1973년 도쿄치과대학 졸업

1984년 와카야마현립(和歌山縣立)의과대학 치과구강외과 조교

1989년 기난종합병원(紀南綜合病院) 치과구강외과 의장

1992년 와카야마현립의과대학 치과구강외과 강사

2011년 와카야마현립의과대학 치과구강외과 준교수

2014년 와카야마현립의과대학 치과구강외과 비상근강사

오카다 사다무(岡田 定)

1981년 오오사카의과대학 졸업

1981년 세이로카(聖路加)국제병원 내과레지던트

1983년 세이로카국제병원 내과 치프레지던트

1984년 쇼와대학 후지가오카병원(昭和大学 藤が丘病院) 혈액내과 조교

1993년 세이로카국제병원 혈액내과

2007년 세이로카국제병원 혈액내과부장

2011년 세이로카국제병원 내과통괄부장

2016년 세이로카국제병원 단기종합정밀건강진단과 부장